U0213912

Radical Acts of Love

How we find hope at the end of life

[英] 简妮·布朗 著

昼温 译

终须一别

与死亡的20次照面

四川文艺出版社

献给柯尔斯滕

她启发我开始写作

也献给这本书里出现过的

每一个人

他们用自己的生命

照亮了我

若想目睹死亡之魂，

请向生命敞开心扉。

——纪伯伦，《死亡》

轮到他时，他也变了，

变得彻彻底底：

一种可怕的美丽诞生了。

——叶芝，《复活节，1916》

目录

治愈受伤的心

栖于宽广的心

前　言

　　第一个在我面前去世的人是奶奶，那年我十九岁，她八十一岁。她是我父亲的母亲。在生命的最后几年里，她和我们一家住在格拉斯哥郊外的一间小村舍里，就在我和三个兄弟姐妹一起长大的砂岩屋旁。奶奶死于食道癌，过去大量吸烟的人很多，这种病更常见，而且她每天还要喝威士忌。我记得曾跟着妈妈走进奶奶明亮的白色卧室，在她身后看着她给奶奶擦洗、更换弄脏的床单。我想帮她照顾奶奶，但感到不知所措，不知道该做什么——尽管那时，我已经在医院工作了两个夏天。奶奶是我的亲人，不是病人，这在当时对我影响很大。

　　我不记得自己那时害怕死亡，只是好奇房间里为什么会有不寻常的气味，也不知道奶奶为什么总咳嗽、不怎么讲话。妈妈做得很好。她似乎也不害怕，只顾着忙忙碌碌。她也当过护士，多少知道该怎么做。在奶奶的病床边，没有发自肺腑的促膝长谈，也没有长长的遗愿清单。对于床榻上的奶奶和照顾她的母亲来说，有的只是生命的垂暮。

　　我了解到大多数死亡都是一个自然而平淡的过程，绝非轻易，但也不一定可怕；不会带来创伤性的记忆，也没有过度医疗；既不浪漫也不光荣。死亡通常普普通通，在可控制的范围内，人们最终也会接受，但是过程总是悲痛异常。大多数老人像我奶奶一样，都是在家里去世的。那时，在医院里度过生命的最后几天或几周还是稀罕事。

现在，大多数六十岁以下的人从没亲眼见过一个人死去，因此对死亡产生了深深的恐惧；自己怕死，也害怕他们所爱之人死亡。没有人给他们示范如何照顾垂死之人，所以他们不知道自己能否做到。婴儿潮一代推动了助产士回归和分娩非医学化，我希望他们也能恢复人们面对死亡的方式。这本书是我的贡献，为了让我们所有人重新获得掌控自己生死的权利。记住，我们的身体知道如何死去，就像知道如何来到这个世界一样。我们也知道如何治愈伤痛，知道如何在离世前过好生命最后的时刻。在我看来，这是我们能给爱人最好的礼物：当我们即将离开这个世界时，做好准备，敞开心扉，接受现实。

我的第一份暑期工作是在格拉斯哥儿童医院骨科病房做护士助理。伤筋动骨的格拉斯哥孩子满脸沮丧地吊在牵引支架上，大声使唤我拿东西，如果搞砸了就取笑我。尽管他们的要求经常吓到我，但在十六岁时，我喜欢这种能帮助别人的感觉。第二年夏天，我在一家老年精神病院工作，许多病人已经在医院住了三四十年了。我记得有一个可怕的老妇人，无论我走到哪里，她都拖着脚跟在我后面，盯着我的一举一动，就像一只猫头鹰盯着猎物一样。在我很小的时候，我就被迫去尝试理解崩溃的人性。

进入圣安德鲁斯大学后，我计划学习地理。我一直都很喜欢地图，现在依然如此。但在大三时，我决定主修心理学，研究人类行为的愿望压倒了我对地形的兴趣。我于1980年毕业，获得心理学硕士学位，然后在第二年春天又作为一名学生去爱丁堡皇家医院学习护理。我想去旅行，做一份所有国家、所有文化都会需要的工作，我想找到一种方式来改变世界。

二十二岁时，我已经当了六个月的见习护士，被分配去照顾一个将要死于白血病的四十多岁的男人。医院有两间包房，他刚从两边各有十五张床的主病房搬到其中一间。那天晚上，我紧张地站在他的房间外，心怦怦直跳，想着自己该说些什么：

晚上好，史蒂文斯先生，我是布朗护士，今天值夜班。你感觉怎么样？

经历过奶奶的逝去，又在护理学校上过学，不知道这些经历是否能帮我做好准备。

我深吸了一口气，轻轻敲了敲史蒂文斯先生的房门。应门的声音比我预想的更有力："进来。"

走进去时，房间里的黑暗包围了我，我的眼睛花了一些时间才适应。

"你好，你一定是今晚负责照看我的护士。就叫我杰克吧，好吗？所有这些繁文缛节——在我生命的这个阶段没有多大用处了。"

"晚上好。我是布朗护士。"我说。医院不允许我们告诉病人自己的名字，也不能喊他们的名字——尽管我一直想这么做。

他光秃秃的头顶和浓重的黑眼圈吓住了我。

杰克床边的照片引起了我的注意，那是一张海边全家福，是在有风的日子拍的。照片上的女人满脸喜色，海风吹起她的黑发，遮住了大半张脸。还有两个孩子：一个八岁左右的男孩，一脸顽皮，满头红发；一个五岁的小女孩，手里拿着湿漉漉的饼干，害羞地望着镜头。

"暑假照的吗？"我问，很高兴找到了开启话题的由头。

"就在去年夏天，伊莱岛，"杰克回道，"风很大，但我们喜欢那里，从阿利斯泰尔还是个婴儿那会儿我们就常去。以后再也不会有这样的假日了，至少我们四个人没法一起去了。"

"啊。"我不知道说什么好。眼泪快要流下来了，但现在不行。我在房间里忙忙碌碌，整理整理平装书，折折《卫报》，然后把几张皱巴巴的纸巾塞进粘在桌面边缘的垃圾袋里。

"我给你再倒些冰水好吗？"我问。

"谢谢。止痛药让我口渴得要命。"

我拿起塑料杯，很高兴有了走出房间的借口。站在制冰机前，冰块掉到空杯子里发出咔啦咔啦的声响。这日常的响动使我平静。

我感到不知所措，也没有能力帮助杰克排解死亡带来的悲痛与恐惧。但在接下来的几天里，他开诚布公地说出了自己的感受，让我轻松不少。他为自己将要离开孩子和妻子感到非常内疚，尽管他知道癌症不是自己的错。他还担心自己的死会给孩子们带来痛苦。

和杰克在一起，我懂得了我的责任不是带走他的悲伤和忧虑，而是为他的感情提供一个柔软的落脚点。我发现，如果我大部分时间都在倾听，不怎么说话，杰克就会畅谈自己的感受，直到倾尽一切，深深的寂静将我们笼罩。我们之间的空间似乎将两人与某种更宏观的东西联系在了一起。三十多年后的今天，我明白这种视角可以在语言失去作用的时刻抚慰心灵。

杰克的坦诚和脆弱让我想要了解人们如何度过垂死的日子，以及医疗专业人员如何更好地支持人们度过情感和精神上的困难时期。他教会我，如果想让照料发挥作用，那就要有一个安静、镇定、不会品头论足的人在身边，这个人也要坚信，病人有能力找到自己的方式来度过生命最后的旅程。

在我看来，这种陪伴人的品质发自内心；不是实体的心脏，而是一个情感中心，它由特殊感受聚集起来——也许是爱或怜悯，在回应他人痛苦时产生。这种通过痛苦建立的羁绊可以在两个人之间创造一种博大而完整的感受，我相信这就是潜在的治愈空间。

与杰克的故事促使我向深层次探索如何创造出唤起这种完整感的条件。我将永远对他充满感激，是他让我开始从事这项对我日后生活至关重要的工作。

几年后，二十六岁的我想花一年时间出国生活、工作，所以我去了加拿大。十二个月的短暂停留变成了三十多年的常驻：我在温哥华做了十年肿瘤科护士。正是在那段时间，我越来越热爱这份工作，但也对这套体系愈发不满。我对这种医疗模式感到沮丧，它更关注于治疗癌症，而不是治愈病人。我想要更多关注一个人的心灵和精神，还有他们所爱的人。

这种文化与死亡的割裂，让我感到沮丧。我看到医护人员和肿瘤医师连与病人讨论死亡时都这么害怕，更别说提供工具来帮助病人消除恐惧和忧虑了。

回想起来，我意识到自己也在努力应对所选职业带来的痛苦。我不知道如何哀悼我关心的那些人，我也不知道该冲谁、冲什么事发泄怒火。我觉得自己要对发生在一个人身上的事负责，也要对没有发生的事负责。我把癌症视为敌人，亲自加入了战斗。坚定信念是肿瘤科护士的日常工作，但我还没有学会如何在做到这一点的同时保持开放的心态。

我想改变自己，改变这套体系。

回到大学并完成护理硕士学位后，我成为一个全职专科护士，这使我能够继续以咨询师的角色直接与病人、家庭和护士打交道。我对投身教育、研究和管理事业的护士怀有最大的敬意，但我知道自己的职业道路将是直接从事临床护理工作。我对综合医学这一新兴领域越来越感兴趣，这是一种关注整个人（包括身体、思想和精神）的治疗方法，涵盖生活的方方面面。它强调个人和医生的治疗关系，利用所有科学的支持疗法，包括常规疗法、辅助疗法和替代疗法。

我花了十年向纽约大学的退休护理教授德洛丽丝·克里格学习，每年夏天都去。她和多拉开发了触摸治疗——一种基于古老"按手疗法"的能量治疗技术，人们可以用它缓解疼痛和焦虑，减少死亡过程中的痛苦。两位女士在治疗过程中指导我，启发了我对灵性的理解——毕生求索，在人类经验的普遍性中寻找意义、目的和安慰。她们教会了我如何与一个人建立深厚的联系，同时不用担心被自己的感情吞没。她们帮助我相信每个人与生俱来的能力，相信人们可以为自己的疗愈和幸福负责。

1993年，比尔·莫耶斯制作的一部电视剧——《治愈与心灵》——给了我灵感。这部剧的第六集介绍了迈克尔·勒纳和蕾切尔·内奥米·莱梅在加州博利纳斯为癌症患者举办的一周静修会。第二天，我打电话给癌症公益项目（CCHP），询问如何才能更多地了解他们的静修活动。恰巧，他们会在两个月后举办第一次研讨会来教医护人员如何运营癌症静修项目，我报名参加了。

CCHP的研讨会结束后，我召集了一群对癌症静修感兴趣的医疗保健专家，第二年卡兰尼什协会就在温哥华诞生了。在我写这篇序言的时候，卡兰尼什已经举办了近百期一周静修会，成为备受欢迎的治疗中心，帮助癌症家庭疗伤，给他们带癌生存或是走向死亡的力量。这是一个专门为那些被癌症永远改变生命之人而设的地方，让他们来这里参加静修活动，重新与生命中重要的东西相联。我们致力于帮助他们与亲人开诚布公地谈论死亡，解决过去的痛苦和创伤，让他们平静地接受死亡。

我希望《终须一别》能让读者对死亡的过程有更深入的了解，无论是面对自己的死亡，还是遭遇所爱之人的离去。正如我们小心翼翼地为分娩做准备一样，我们也可以有意识地为死亡做准备，并在其中给予别人信心与安慰，毕竟，死亡对我们所有人来说都是确定无疑的结局。有些家庭想在收到绝症通知后的短暂时光里尽其所能地去生活、去爱，我希望这本书能带给他们希望。

本书提到的家庭数目有限，他们的经历也并非放之四海而皆准。我知道，有些读者可能没有在这些故事中找到与自己相似的经历，对此我感到遗憾。

为了保护书中人物的隐私，我改变了一些可能识别出身份的特征，也编写了几个合成故事。我把故事发给还在世的家庭成员，请他们核对内容。与他们的交流深深打动了我，也让我确信真爱长存。

我把这本书分成四个部分。每个部分包含四至七个小故事，照亮一段旅程：对死亡敞开心扉，做好准备，疗愈过去，处理未竟之事或接受未决之心，选择按自己的节奏死去，学会从自然中找到安慰，认识到死亡的普遍性。

我的克里族朋友莫琳·肯尼迪告诉我，按照她们那儿的传统，长者们会从多年的生活经历中收集"有教育意义的故事"。

"总有一天，"她说，"长老们必须把这些故事公布于众。简妮，当那个时刻来临，你会知道的。你现在已经有很多'教育故事'了，是不是？"

"至少是三十年的精华。"我点点头说。

我相信现在是发布这些故事的时候了。

为死亡做准备是对我们自己彻底的爱，也是对那些在我们死后仍然活着的亲密家人的爱。读者们，我希望这些故事能为你们提供一个地图，让你们了解我们生活中最重要却鲜有讨论的经历之一。希望这些别人赠予我的故事，能够治愈、滋养你们的心灵，让它更加坚强，也能揭示生死本质的可怕之美，这是你们与生俱来的权利。

向 死 亡 敞 开 心 扉

当我们的心像天空一样开放，

像海洋一样宽广，

我们就会获得心灵的平静。

——杰克·科恩菲尔德

篇章页引语节选自杰克·科恩菲尔德作品《宽恕、仁爱与和平的艺术》。

几年前，我参加了一次静修活动，曹洞宗大师佐克苏·诺曼·费舍尔的教诲令我终生难忘。他描述了生命走到尽头、身体机能不再运转时，我们的心仍有无限能力来表达爱、接受爱。他的话安慰了我，让我知道即使身体不再健康，我们依然拥有宝贵的能力：给予爱，获得爱，面对生死敞开心扉，我们的爱就可以在身体死去后长久陪伴所爱之人。

我知道，与孤独一人相比，在他人的陪伴下我们更容易敞开心扉。也许对生活的方方面面保持开放的心态依赖于我们与他人的羁绊。也许正是这种羁绊激发了我们对彼此的同情和关心，使我们不会茕茕孑立、形影相吊，在困难时期尤其如此。

我每天都能遇到对死亡敞开心扉的人，无论是面对自己的死亡还是别人的离去；他们展示了如何面对生活中的心碎，也鼓励我们不要纠结于痛苦和损失，而是冒险敞开心扉、建立羁绊。

"向死亡敞开心扉"包含五个故事，讲述了当你对自己的死亡敞开心扉时，你的生活和你爱的人的生活会发生什么。故事里的五个人对死亡的态度都与他们对待生活的方式息息相关。通过向死亡敞开心扉，每个人与他们关心的人都有了更深的羁绊和爱，长久地在生命中存在。

卡伦：金子般的爱

"卡伦可能时日不多了。"12月初的一个晚上，凯西突然在电话里说。

"什么意思？"我问道，肠胃感到一阵恶心。我们三个已经是二十五年的好友了。相识八年后，我们一起成立了慈善组织卡兰尼什协会，为癌症患者提供时长一周的疗养服务。

凯西的声音在颤抖："过去两周我俩都以为她得了流感，但她的身体越来越虚弱，已经两天没下床了。"

我换上了负责护理的语气："她看过医生了吗？"

"你知道她是什么样的人，简妮。她宁愿不看医生。"凯西说。

同居了二十三年，这是她们解不开的矛盾之一。凯西是一个营养学家，和卡伦一样喜欢草药多于现代药物，但她们对西药在健康和治愈方面的作用有不同看法。有一次卡伦告诉我她很怕医生和医院，因为在她二十多岁时，她的父亲仅仅接受了一次化疗就在肿瘤医院去世了。她告诉我，她相信带走父亲的是药物而非癌症。

"凯西，你需要带她去医院。"我说。

第二天早上，凯西用毯子把卡伦裹好，开车送她到八英里①外镇上的医生办公室。她们喜欢住在温哥华以北六个小时车程的不列颠哥伦比亚省卡里布地区，那里的冬天漫长而多雪，大片草地点缀着碧绿的湖泊，还有各种各样的野生动物。二十岁出头时，凯西和卡伦在卡里布相遇。那时她们都参加了圣光使者举办的一场会议。圣光使者是一个国际组织，在全世界有七个精神中心。卡伦和凯西搬到不列颠哥伦比亚省百里屋小镇的使者公社住了几年，然后她们相爱了。

去医院后，我们知道卡伦的肝确实不行了。超声波显示乳腺癌大面积转移。我们都知道这意味着什么：她的时间可能不多了。那时，我们从事与癌症患者接触的工作已经有十八年了，我们知道噩运的降临没有规律，也没有理由：谁罹患癌症，所患癌症的类型和发展的程度，谁抗癌成功，谁因癌去世，每个人又是如何走向死亡。我们知道，成为专门的医护人员也并不能保证自己生得健康或死得轻松。

卡伦决定不找肿瘤专家咨询，这意味着她将所有癌症治疗拒之门外。她的决策过程总是清晰又迅速，从来不在已经知道答案的问题上白费力气。她说自己的占星命盘上全都是火。

---

① 1 英里 ≈ 1.61 千米。

我知道少数几个还不了解选项就拒绝治疗的人，她是其中之一。很多人认为"不治疗"的现实太可怕，宁愿摆出战斗的姿态，拿化疗或放疗当手中最好的武器。挣扎求生对卡伦来说没有意义。她知道自己最后的日子屈指可数，相信即使治疗能让她多活几个月，生命的质量也不会增加。她见过几百人经历癌症治疗，认为在她这种情况下治疗只是拖延时间的手段，还会消耗掉自己最后那点体力。她希望自己感觉良好的时间越长越好。

　　卡伦选择在朋友、家人和当地家庭护理团队的帮助下在家中离世，而不是死在医院或临终关怀机构里。我知道自己需要在哪里出现，也知道自己想要去哪儿。2013年12月27日，我为一段不知何时返程的旅途打点行装，驱车北上支持我亲爱的朋友们。那时她们正鼓起勇气，准备面对卡伦的长逝。

　　数百年来，世界各地的人们都在家中照顾垂死的爱人。有时人们必须去医院，因为他们没法在家里控制症状。但卡伦的情况已经很稳定了，我和凯西可以帮她管理医生开的止痛药，家庭护工也会每天过来检查。只要有需要，我会陪着卡伦直到她离开这个世界，并且一直在那里支持凯西。

　　"会很久吗？"到这里两天后，卡伦问我。我们坐在餐桌旁，一起喝着最后一碗汤。

　　"最多一周左右吧。"我回答。有时事情的发展出人意料，人们离去的时间会比预计的稍早或稍晚，但当你目睹过多次生命的消逝，你的预感通常会很准确。

"那很好。我觉得临终没什么。活到六十二了，还不错。"她说。卡伦一直将生命视为一场冒险，走向死亡也没什么特别的。

"我害怕活着甚于死亡，"她说着，眼神望向窗外，"无论如何，我要去的地方一定会取代尘世的存在。我不害怕。我只是对死亡感到难过，因为我不能再和我爱的人一起生活在这个美丽的地球上了。"她望着我说。我感到一滴眼泪滑落脸颊。对她的想念已经开始袭来。

"不管以什么形式，我希望你至少能回来告诉我们你是不是对的，那里是不是更好的地方。"我说。

"我想象你伸出一只手穿过帷幔，就像这样，"她说着，隔着桌子握住我的手，"我会找到你。"

"如果我们那时真离得这么近，那可是件大事。"我说，"难道你不希望我们能得到确切的消息吗？"

1月4日的早上，卡伦让我们为她唱歌："来吧，你们两个吟游乐师，把尤克里里拿出来。"她的声音有些虚弱，但那双蓝色眸子还是那么俏皮。多年以来，每当我变得特别严肃，她都会想办法让我放松。她从不让我在一个想法里钻牛角尖，笑话我对理论的迷恋没什么意义。与心理构念相比，生活更像一个谜。

凯西和我是六个月前开始学尤克里里的。我们喜欢亲手奏乐的想法，而不仅仅是用耳朵欣赏。在工作中的艰难时刻，我们认为这可以帮助我们放松。我们的尤克里里老师保证，我们只要学会三个和弦就能演奏两百首乐曲。目前为止我们已经搞定了五个。

"轻轻摇晃，可爱的马车，"我们唱着，笨拙地演奏和弦，"来载我回乡。"

卡伦闭着双眼，干裂的嘴唇上露出一丝微笑。她没有力气唱歌。

"一群天使在后，来载我回乡。"我们低声吟唱。

我几乎无法相信卡伦会变得这么瘦小。快到六十岁之前，她一直是个健康、强壮的女人，一个狂热的网球运动员。她开玩笑说要拥有纳芙拉蒂洛娃一样大的左肱二头肌。自从12月确诊后，她的体重掉得飞快，虚弱的胳膊几乎没力气举一杯水到自己嘴边。

身体不再想要食物时，口腹之欲便消失了——这是死神临近的信号。但即使身体如此娇小，卡伦在房间里的存在感却很强；她如此具有吸引力，就像晴朗夜空的一轮满月。

"俯瞰约旦河，我看到了什么，"凯西和我随意弹奏着，"来载我回乡。"

卡伦睡着了，她的头懒洋洋地靠在一边，呼吸急促。后来她睡了好几个小时才醒。她的眼睛半睁着，扫视着四周，好像在追踪什么引人注目的东西。

"只有在半睡半醒时，我才能用五个字描述我将要去的地方——"她告诉我们，"金子般的爱。"

"金子般的爱。"她重复着。我感到一阵欣慰，身体放松了下来。凯西看着我，露出微笑。有那么多属于友谊的时刻，卡伦的智慧让我们卸下武装，放下了曾经认为值得坚持的观点。

"我们这么多年来一直好奇死后会发生什么。我有个消息要给你们，"她喃喃说着，"就像我们想的那样，但不止如此，远远不止。我们来自伟大的爱，而同样的爱也会在终点等着我们，那真是太美了。"

卡伦的话就像真理的碎片，"咔嗒"一声落在正确的地方，这也是唯一可能的图景。她常说精神是无处不在的物质，每一种生命都生于斯、逝于斯。她管这个叫意识物质，说它仁慈且不朽，就像爱。有些人可能会管这种充满爱的物质叫上帝，但她不会。她相信身体死去时，那些让躯体富有生机的能量会与意识融合。

我一直想知道，相信死后精神依然存在能不能帮我们更加平静地面对死亡。如果死亡只是纯粹的假想，是一个脑海中的概念，那么相信人有来世通常会带来慰藉。在我看来，当身体已经油尽灯枯时，内脏的体验可能会令人恐惧、痛苦、难以忍受，也可能是平静的、舒适的，让人感觉还应付得来。是否相信来世并不会影响死亡的体验：轻松还是痛苦更多取决于身体症状能否被有效地控制，以及当事人是否与自己一生的情感经历和解。

卡伦已经好几个小时不省人事，这时我注意到了另一个变化：她的气息变得微弱，两次呼吸之间要隔好几秒。她的手脚冰冷，出现了瘀斑，她的双唇十分苍白。死亡已经在这栋房子里徘徊了数天，但此刻又靠近了一点。

"发生什么了？"凯西问道，她也感受到了这个转变。

"我们得在这里陪着她。"我回答。卡伦的眼皮微微颤动，仿佛在做梦。

"我们该道别了吗？"凯西问。

"你想和卡伦单独待一会儿吗？"

"不，我只是不知道该不该给她一个离去的许可，告诉她我一个人也会没事的。"分别即将到来，凯西的面孔因为痛苦皱成一团。

我从床尾挪到床头，来到凯西坐着的地方，搂住她的肩膀。

"知道她大限将至后，我们一直在向卡伦道别。"我说着，轻轻抚摸凯西凌乱的头发。她最近没怎么合眼，这两晚都是躺在卡伦床边地板上的床垫过的夜。

不存在一个特定的时刻来说再见，缓慢走向终点的时时刻刻都在道别。

凯西斜倚在床上，头靠在卡伦胸前。"我不想说再见。我们在一起的生活如此美好。"

卡伦的呼吸就像一阵低语，呼气的声音要比吸气稍重。

"我可没法想象卡伦还需要许可才能离开，不是吗？"我说，"她总是当老板的那一个。"

这时我们一起笑了，放弃了继续探讨这个话题的努力。

几栋屋外有只狗在吠叫。屋子里很安静，只是我们时不时会说句"我爱你"。其他词句都没有任何意义了。

接着，纱门"砰"的一声撞上墙壁，一股冷空气向我们涌来——大风强行吹开了门闩。那天下午早些时候我们打开了玻璃门，好让卡伦的皮肤可以接触些新鲜空气。

意识到终点近在眼前，我们的泪水夺眶而出。呼吸之间那十秒的寂静仿佛永远不会结束。接着又一阵长长的呼气，然后又是寂静——二十秒，三十秒。我知道要等待——即使一分钟过去了，可能还是会有最后一口气。而这一刻到来了：卡伦再次吸气、呼气，然后她的生命就结束了。

我一动都不想动，就好像屋里的寂静告诉我要等着，不要打扰这里正在完成的一个循环。我的目光被窗外挺立的白杨吸引了，它们在回应越来越强的风。在落日的余晖中，天空逐渐变成深粉色。接着，我注意到卡伦的脸颊正慢慢变得柔软，眉毛间皱起的纹路逐渐舒缓，嘴巴的形状也在改变。我的注意力被两件事情吸引着，左右摇摆：一边是窗外的元素世界，一边是卡伦的身体。她当然也是由元素构成的，正在我们面前慢慢变化着、消解着。两者像是一个必要的动态过程，彼此影响。大约一个小时后，屋里的变化停止了，我注意到卡伦一边的嘴角露出了不易察觉的微笑，好像在说："没错，就像我想的那样。"

丹尼尔：记忆之盒

丹尼尔站在我的咨询室门口，牵着他七岁的女儿艾米丽。

"抱歉给你带来了个惊喜，简妮，"他说着，瞥了一眼女儿，"我跟你说话的时候，能让艾米丽在候诊室自己玩会儿吗？"他看着我，挂着两个黑眼圈，神色疲惫，"林得了偏头痛，今天早上得卧床休息。艾米丽坚持要和我一起来，我不忍心拒绝。"

满足这些小小的愿望是他为数不多能做到的事，他无法弥补女儿马上要承受的巨大损失。

"女儿们不知道我病得有多严重，"丹尼尔一周前在电话里告诉我，"这样更好，你不觉得吗？"

医生说他的癌症复发了，很严重，可能只剩下几个月的时间了，但他决定不把这个最新消息告诉她们。拥有两个女儿——一个七岁，一个九岁——是丹尼尔最骄傲的成就。

"关于这件事，我们需要面对面长谈，你不觉得吗？你能来一下咨询室吗？"我问。

两天后，他敲响了我咨询室的门，艾米丽跟在后面。

　　艾米丽看着我的眼睛，脸上带着灿烂的笑容。她浑身散发着自信，这标志着坚韧的品格——在悲剧发生后，这种性格有大用处。

　　"很高兴终于见到你了，艾米丽，我听说过很多关于你的事。"我弯下腰平视她，伸出手来。她简单地握了一下。

　　艾米丽的深棕色头发被剪成了带刘海儿的波波头，与她淡褐色的大眼睛很相称，身上搭配着深深浅浅的粉色。运动鞋已经穿旧了，她走向一张舒适的椅子时，鞋跟上的小灯微弱地闪烁着。艾米丽从背包里拿出一本涂色书和一袋蜡笔。

　　"如果需要我们就敲这扇门，好吗？"我指着咨询室的门，"你爸爸和我会在那儿谈话。"

　　她点点头，没有抬眼看我们。她已经在给奥罗拉公主的裙子上色了。

　　丹尼尔坐在他的老位子上：窗前一张软垫沙发。他的生命力逐渐流失，头发掉光了，衬得脸色愈发苍白。他穿了件宽松的运动服，试图掩盖自己越来越瘦削的身体。

　　透过丹尼尔身后的窗户，我能看见蓝天下一棵高大挺拔的枫树。在一些艰难的对话中，这棵树给了我保持镇定的力量。

　　"我的妻子和岳父岳母都指望我能好起来。我一说病逝的事，他们就告诉我不要那么消极。他们不想谈论死亡，还相信谈论死亡就会让死亡成真。她的文化中有些信仰我不理解。我当然想活下去，但这已经不可能了，不是吗？"丹尼尔凝视着我。我慢慢地吸了口气。

在这种时刻，当有人直接问你他是不是快死了，你可以做出不同的反应：使用暗示，转移视线，屈服于想要保护的本能，避开痛苦，顾左右而言他。"你可以战胜癌症。""你这么年轻，还不到死的时候。""奇迹会发生，真的会发生。""我认识很多人，他们都比预后活得久。""迈克尔，上次你在这儿遇到的那个人，比医生预测的多活了两年。"你想要迎合一个家庭的渴望，即死亡是可以战胜的，病人只需要鼓起勇气对抗，但到头来，你必须实话实说。死亡就坐在丹尼尔身边的沙发上，劝诱我说好话，而丹尼尔需要我尊重他直面真相的能力。没有尊重，人就失去了尊严。

我慢慢呼出一口气："是的，看起来你撑不了太久了，丹尼尔。"

丹尼尔的声音很急："如果我要死了，那么我希望林和孩子们能尽量轻松地挺过去。她们没有我也得过好日子。"他一圈又一圈转着婚戒。因为体重下降，它松松垮垮地套在手指上。

"丹尼尔，我可以帮你为赴死做好准备，但不是让你对意外的好运失去希望。"丹尼尔放松下来，肩膀下垂了一两英寸[①]，眼里充满了宽慰的泪水。

"感谢上帝。我就知道自己没法解决这个问题。我只知道假装自己不会死对任何人都没有好处。"他说。

[①] 1 英寸 = 2.54 厘米。

人们总会渐渐明白，死亡避无可避。这个事实有它自己的节奏，关于死亡富有成果的谈话也会适时发生。我曾经认为，作为一名专业的医护人员，就算没有被邀请参与讨论，我都有职责引导人们认识到死亡将近的事实。我的身体会突然发热，责任感涌上心头。我相信我的直率会帮助垂死的人，给他们足够时间准备面前的事。我见过很多人来不及说再见就走了，这往往会给还在世的人留下多年未解的遗憾。

然而，随着时间的推移，我知道急于展开话题会吓到一个还没有准备好的人。我必须耐住性子，抑制住直达主题的冲动，直到真相出现，心灵终于接纳了身体已经知道的事实。有时候，我们的心灵永远都跟不上身体的节奏，我也不得不学着接受这一点。

从他急切的声音和倾身与我交谈的样子可以看出来，丹尼尔已经准备好了。

"让我们从看得见、摸得着的地方开始吧，"我说，这比调整心态要容易一些。"你想过你可能会在哪里离开吗？"我问。

"我无法想象如果我死在家里，死在我们的床上，林和孩子们该怎么挺过去。她以后会觉得房间闹鬼的。你说呢？"他问。

"死亡的记忆并不总是可怕的，它们也可以很温柔。人们常会谈起病人在家中离世带来的安慰。"我说。

丹尼尔的表情更柔和了。"现在我想起来了，我爷爷就是在自己的床上去世的，奶奶似乎也接受了。但林认为死亡很不吉利，所以我想，如果在医院或临终关怀中心离世对她来说会更容易接受些。"丹尼尔说。

我向丹尼尔解释了姑息治疗中心（PCU）、普通医院和临终关怀中心的区别。姑息治疗中心和临终关怀中心的人手往往比医院更充足，还有专门从事临终护理的团队，它们都没有什么机构的氛围。人们更愿意去姑息治疗中心管理症状，比如缓解疼痛、抑制恶心。一旦症状得到控制，他们就可以回家，或去临终关怀中心。大多数临终关怀中心的政策是只接收预后只有三到六个月的病人。

丹尼尔的脸上泛起了血色。实实在在的帮助可能会给他带来一些安慰。

"你家附近就有临终关怀中心。你可以从家里带些东西，比如墙上的装饰画，你自己的枕头和床上用品。林和孩子们随时都能去看你，她们甚至可以在那儿过夜。"我说。丹尼尔紧盯着我。

有关无数个家庭的回忆涌上我的心头。小莎拉的母亲在临终关怀中心去世时，她只有四岁。她从家里带来了祭品：花园里的一朵花，一颗糖果，一本故事书。从她机警的眼神和凌乱的衣衫中可以明显看出她受伤很深。十六岁的马修瘫坐在爸爸病房窗边的椅子上，棒球帽檐拉得很低，一直戴着耳塞。他浑身散发着生人勿近的气息，但在父亲去世前，他连续十五天坚持课后守夜。

丹尼尔的关注点从现实转向了感情："孩子们可以看着我死去吗？不会带来精神创伤吗？"

"这取决于死亡过程是否平静。大多数情况下，临终关怀团队可以缓解你的症状，你在孩子们眼里就像睡着了一样。会很悲伤，但不会有创伤。"我在改变自己的用词，从"可能"变成了"会"，引导丹尼尔接受必然结局。他慢慢地向前倾身，拿起桌上的玻璃杯喝了几大口水。他用纸巾擦了擦嘴，然后把纸巾扔进废纸篓。我一直在耐心等待。

他终于抬起眼睛，我继续说道："如果情况特殊，症状难以控制，或者突然发生了什么意外，那么最好不要让孩子们留在那里。这确实会带来创伤。"

"谁来决定？"丹尼尔问。在如此漫长的谈话中，他表现出了惊人的毅力。我的思绪短暂地转移到了候诊室里的艾米丽身上。我很感激她的独立自主，让我可以不受干扰地和她爸爸说话。

"临终关怀团队会指导你的，但也希望你能和林谈谈这件事。"

"我咽气后怎么办？能让孩子们看到那时的我吗？"丹尼尔问。

我向丹尼尔保证，孩子们往往知道自己想不想看见那个已经去世的人，也知道自己想在房间里待多久。我建议他的妻子林或其他亲近的人和孩子们待在一起。和成年人一样，孩子们也需要说再见。

"这听起来可能是个奇怪的问题。"丹尼尔停了一下，然后看着我。

"没关系，你说。"我说。

"我怎么知道自己什么时候会死呢？今天还活着，明天就会死去？"

"我们会一直活到生命的最后一刻，但死亡的最后阶段通常会持续几小时到几天：身体不再需要吃喝，器官也自然停止运转；沉睡的时间多，清醒的时间少。你很可能知道你要死了。"我说。

丹尼尔靠在沙发的靠垫上，转头望了望窗外，在谈话间隙休息了一会儿。

他转过身来，我继续说："当林进入生产的最后阶段，也就是分娩的时候，你也在场，对吧？不管有多大的决心，她都无法阻止正在发生的事情。是你的女儿们自己诞生到这个世界上的。"

丹尼尔的眼睛因为回忆而闪闪发光："第一次抱着她们的感觉真是太棒了。"

我告诉他，就像身体知道如何出生一样，我相信它也知道如何死去。他露出宽慰的神情。

"死亡会在该发生的时候发生。"他点点头。

我等了等，不知道丹尼尔还有没有问题，要不要结束这场谈话。他可能已经耗尽了今天所有的能量份额，况且一会儿还得驾车回家。

他的声音变得低沉了："我只是讨厌不得不用思想抗癌的压力。这压力来自林在我床边留下的那些书，它们告诉我思想比癌症更强大。如果这行得通，我早就做到了，对吧？我当然想活下去，但是癌症已占尽上风。"他停了下来，好像冒出了一个不请自来的念头，"得癌症不是我的错，是不是，简妮？"

"当然不是你的错！"我激动地说，自己都吓了一跳，"生活带来挑战，我们必须迎接。面对挑战的方式不仅影响我们自己的生活，还影响我们所爱之人的生活，影响到下一代和下下一代的生活。但你若能认真对待自己，女儿们就会向你学习，你的人格和自尊将伴随她们一生。"想到他的女儿们在成长的过程中会失去这个好男人的陪伴，我的眼后涌过一股暖流。

丹尼尔已经振作起来，坐直身体，好像他已经重新定义了希望。与其将希望寄托于苟活，不如与家人一起度过富有意义的时光，越长越好。

"也许我们该去看看艾米丽？"丹尼尔建议。我起身打开了候诊室的门，艾米丽期待地抬起头。

她走进咨询室，一屁股坐在父亲身边，睁大了眼睛看着我。

"你和爸爸在说什么？"她问。

我看着丹尼尔，想知道他要不要回答。他向我点了点头。

"你爸爸和我在谈生病的感觉。"

艾米丽抬头看着爸爸。他的眼睛湿润了。

"你知道爸爸怎么了吗？"我问。

"知道，他得了癌症，快要死了。"艾米丽实事求是地说。

我的心碎了，抬眼望向窗外的枫树，希望得到片刻的安慰。我注意到新生的嫩叶正在4月的微风中颤抖。等我再次看着丹尼尔，他露出求救的神情。

我读懂了他的暗示，继续对艾米丽说："爸爸死后，你和妈妈，还有妹妹，都会很难过，是不是？"在这种情况下，选择诚实就像跳入深渊。

"是的，会的。"她说，"爸爸，我不想让你死。"

她抬头看着丹尼尔，后者双手把她拉到自己虚弱的身体旁。看着这对父女亲密互动，我想到了自己去世前的父亲，想到了所有不得不过早送走父母的儿女。回忆起父亲的爱和自己失去亲人的悲痛，我感到一种别样的安慰。

丹尼尔对艾米丽耳语："我永远爱你，艾米，不管我在不在你身边。你会记住这一点吗？"她微微点了一下头，算是回答了他的问题。丹尼尔继续说道："如果能换来继续做你爸爸的机会，我愿意搬走一座山，或者喝干整个海洋，或者再也不吃糖。"

"你愿意吃玛菲的猫粮吗？"艾米丽抬起头来，调皮地微笑。

"我当然愿意。"他说。

艾米丽满意地咂咂嘴："好呀。"

我倾身靠近她。"有时候这样做会有帮助：说说爸爸去世后，你会想念的东西吧。它们会成为快乐的回忆，在你难过时抚慰伤痛。"

艾米丽的眼睛亮了起来："我想说说这些事。"

"也许你和爸爸可以一起做个记忆盒？首先回忆你都喜欢爸爸什么，然后在家里找一些东西放在盒子里，或者做几个也可以，帮你留住这份特别的记忆。我们可以从今天开始聊聊这些回忆，等你回家后，也许你和克莱尔还有爸爸一起完成记忆盒？"

艾米丽热情地点点头。

"你喜欢爸爸的哪一点？"我问。她毫不犹豫地回答："我爱爸爸的吻。"她抬头朝他微笑。

"当然。"我说，"为了想回忆的时候就能拿出来看看，你觉得我们该怎么把爸爸的吻放在记忆盒里呢？"

"我知道！"她兴奋地说，"我可以给爸爸涂上妈妈的口红，然后让他亲吻几张纸，然后我们就可以把它们放进盒子里了。"她咯咯笑了。

丹尼尔和我对视一眼，扬起了眉毛。创造力把即将失去的痛苦包裹在喜悦之中，他的吻将在死后长存。

"爸爸，你觉得怎么样？你会这么做吗？"艾米丽问。

"当然。"丹尼尔说。

然后我们又一起讨论了怎么把其他回忆放入记忆盒。孩子们有时会从假期或庆典的留影中选择他们最喜欢的照片，或者留下几张信件或卡片。有些家长给孩子们写信；有些家长会录音或录像，给孩子读他们最喜欢的故事。孩子们可能会挑选衣服、珠宝，也可能是自然界的小玩意儿，比如从有特殊意义的海滩上收集的贝壳、小石子。他们会一起装饰记忆盒，给它上色。

"下次来的时候，你能带上记忆盒给我看看吗？"我问艾米丽。她点了点头。

孩子们也需要做好准备。

林问她的女儿们愿不愿意在父亲去世后看他一眼，她们都说愿意。一天，丹尼尔突然疼得厉害，住进了医院，四十八小时后就去世了，医生认为他可能死于血栓。林觉得女儿们可能想为父亲做些特别的事情，她让她们自己决定想要做什么。

　　艾米丽问林，她和妹妹克莱尔可不可以摘掉窗台上花瓶里所有花的花瓣，林同意了。然后女孩们慢慢地摘下每一朵花的花瓣，小心翼翼地堆在床边的小餐桌上。花瓣有郁金香和百合花，银莲花和玫瑰，大大小小，颜色各异，留有余香。女孩们小心地把花瓣一朵一朵叠起来，在盖着丹尼尔尸体的白色毯子上拼成"爸爸，我们爱你"的字样。她们一边摆，一边和他聊天，告诉他一些她们永远不会忘怀的故事。

蕾切尔：一群虎鲸

蕾切尔让我检查一下她右大腿内侧的小肿块，就在膝盖上方。

"感觉像个囊肿。"我说，手指摸到了蕾切尔皮肤下的入侵者。我一刻都没有想过那会是肿瘤。恶性肿瘤通常有固定的位置，而且从外面很难摸到。

蕾切尔和我一样做过多年临床护士，后来她成了护士教育工作者，而我成为了专科护士。十年来，我们每年夏天都会去奥卡斯岛报名参加同一个触摸治疗工作坊，目的是提高我们的技能，同时也了解彼此分开后的生活。蕾切尔和我总是对此期待不已。

几周后，我的电话响了。

"你要做好心理准备。"蕾切尔说。接着她沉默了，这停顿仿佛有一辈子那么长。我能听到她急促的呼吸声，"你在我腿上摸到的肿块是一个恶性毒瘤。我的肿瘤医生告诉我，他可能不得不切除我整条腿。"她的声音沙哑了。

"噢，该死。我很抱歉，蕾切尔。"我说。我知道不是所有的恶性毒瘤都需要这种凶险的手术，但我也知道，如果这种恶性肿瘤可以选择手术切除，那么蕾切尔就有痊愈的希望。这个诊断意味着接受几个小时的手术，然后是多轮化疗和数月的康复治疗。在她六十大寿的三周后，蕾切尔必须鼓起前所未有的勇气来面对这一切。她十年前经历过一次乳腺癌，但这次是一种新的原发性癌症，完全是另一种猛兽。

"恶性毒瘤不怎么好，是吗？"她问。

我深深地吸了一口气，但不想停顿太久再回答。"这要看病理，不是吗？在我们得到更多信息之前不要想太多。"我说，试图抑制住心头翻腾的恐惧。癌症是一场噩梦，截肢是另一场。

蕾切尔不需要我说"嘿，你是个斗士。你曾经面对过一次癌症，而且你战胜了它。你可以再获得一场胜利"。

对死亡的恐惧夺走日常生活后，人们会迷失方向、无比脆弱，命运就在此刻现身。现在不是朋友们说漂亮话的时候。

想了很久才找出些词句，我试着让爱意顺着电话线流到那一头，希望她能感觉到。

"我真希望现在就在你身边。你会一步一步挺过去的。"

我听到了她的呜咽声，急切地想再说点什么。如果蕾切尔坐在我对面的椅子上，我早就握着她的手了。身体接触可以更容易地传达我的爱。

"接下来打算怎么办？"我问。

"下星期我要进城去找外科医生雷斯汀。你听说过他吗？"她问。

我说："人们都说他是最好的医生，不过在对待病人的态度上没有得到那么高的评价。"

"如果只能选择一样，我宁愿他手艺精湛而非善于倾听，你说呢？"她回答说，"我可以从别人那里得到情感上的支持。"

"我想是的。"我说。有些医生在这两方面都很优秀，希望他是其中之一。我认识的一些医生既精通外科手术，也极其擅长沟通。他们明白，要让人们有能力去处理眼前艰巨的任务，情感羁绊和专业技能缺一不可。如果知道有人关心自己，我们就能勇敢地面对挑战。

"你能来跟我们一起赴诊吗？多一个人陪着会有帮助的。迈克尔和我肯定非常紧张。"她说。

"当然。"我知道如果我经历了同样的事，她也会陪在我身边。

几天后，在11月一个下雨的日子，蕾切尔和丈夫乘早班渡轮去温哥华。我去会合时，他们正并排坐在医院等候室米色的塑料椅子上。房间里挤满了人，但没有人交谈；诡异的寂静散发出未知的恐惧。迈克尔把一份没打开的报纸放在膝盖上，一只胳膊松松地搂着蕾切尔的肩膀。他皱着眉头，盯着房间那头的病人教育手册。蕾切尔看上去高兴得出奇。她在黑色牛仔裤上面配了一件靛蓝色的长羊毛开衫，深蓝色的眼睛把她浓密的齐肩直发衬得更白了。

"嘿，简妮。对不起，这么早就把你从床上叫起来。"蕾切尔高兴地说，站起来迎接我。

"今天我只愿意来这儿。"我笑着说。我抱了抱她，然后是迈克尔，最后在唯一空着的椅子上坐了下来。

在约定的时间过了四十分钟后，护士站的一位护士大声喊道："蕾切尔·麦克劳德，这里。"她指了指一扇门，走了。

这位医生的办公室看起来像理疗师的房间：一个角落里堆着大大小小的彩色健身球，另一个角落的架子上整齐地摆放着一堆砝码；一面墙边安置了轮椅、助行器、拐杖和手杖；房间中央有一台带结实扶手的跑步机。

我们进去前，雷斯汀医生坐在桌上。他站起身，桌上放着一张薄薄的表格。文件夹的一边用红墨水写着"蕾切尔·麦克劳德"，里面记录着她的未来。他先握了握蕾切尔的手，然后是迈克尔，最后对我简单点头示意。他请我们坐下。

"我们开门见山吧，好吗？我们都知道你来的目的。"医生不等回答就接着说，"恐怕情况非常严重，需要立即进行大型手术。"他低头看着自己闪亮的布洛克鞋，也许希望它们能把他带走。直接的目光接触可能有助于减轻打击。

"还有呢。"蕾切尔鼓励道，好像她在谈论别人。

"嗯，我一直希望能挽救那条腿，但你这种情况办不到。我们得切除那条腿，给你装上假肢。经过良好的理疗，大多数人都能恢复得很好。你会在几个月之内——怎么说呢——再次自立。"

他微笑着讲出这个双关语，词句飘在空中，然后重重地落在我们脚下的灰色油毡上。"那"条腿，而不是"你的"腿，这种谈话一向很艰难。

"哦，还有好消息：癌症还没有扩散到你身体的其他部位。"他说。

蕾切尔从椅子上跳起来，微笑着说："现在我知道自己为什么练了这么多年瑜伽了。树式，我最喜欢的姿势之一。"

她把右脚的脚掌高高抬起，撑在左大腿内侧，用左腿稳稳地保持平衡。两只胳膊举过头顶，双手合十。她展示了自己身体的柔韧性，靠一条腿也能适应生活。蕾切尔一向有一种奇特的幽默感。此时看得出来，雷斯汀医生不知道该不该微笑。

他说话的语速很快，倒着走向门口——他还有别的病人要看。"好吧，我一两周内通知你来手术。麻醉师会在手术当天早上见你。有什么问题吗？"

蕾切尔看着迈克尔，后者摇了摇头。没有问题。在这种情况下，病人往往会被吓得大脑一片空白，什么问题都想不起来。直到夜深人静，一大堆问题才会从脑海中浮现。有时医生给病人带来坏消息后，只给一次提问的机会，让病人感到时间十分紧迫。如果蕾切尔有时间消化这些信息，她可能会问：能给我一点时间想想吗？或者：如果以后确实有问题，我怎样才能联系到你？

临走与医生握别时，我被自己说的话吓了一跳："谢谢你。你选的这条路可不好走。没多少人能做你这样的工作。感谢你帮助我的朋友。"

我们的目光相遇了，他镇静的表情柔和了许多。过去成百上千个病人的反应和抗拒影响了他——他们吓坏了，甚至想要开枪打死那个带来坏消息的信使。我希望蕾切尔注意到了他表情的变化。

常年目睹医患之间缺乏温暖和关怀的互动之后，我很自然地开始尝试让医疗专业人员更加人性化。我们被教育要在自己和病人之间制造距离，据说是为了自我保护，不去承受一定会在我们内心出现的负面情绪。我相信，这种距离实际上让医生和病人都失去了人性，抹杀了彼此真诚、互相关怀的可能性。我相信那种关怀会为康复提供基础。

雷斯汀医生快速和蕾切尔握了握手，目光落在左手的文件夹上。"那么，再见。"他打开门，走出了房间。

上午晚些时候，我们去医院那条街另一头的咖啡店里喝拿铁。我问蕾切尔，她和外科医生面诊时为什么这么平静。

"我有个故事要告诉你。"她说。

她回忆起那天早上，自己挣扎着从床上爬起来，一想到要见医生就怕得要命。他会带来检查结果，还会告诉她肿瘤是否已经扩散到了身体其他部位。他会推荐她要接受的手术类型。

蕾切尔瘫倒在渡轮里的座位上，完全无视了身边与她结婚二十五年的丈夫迈克尔。她告诉我，她觉得自己仿佛独自乘着木筏在海上漂流，无法回岸，也看不到陆地。出发大约十五分钟后，蕾切尔依稀听到了渡轮广播。她听见迈克尔嘟哝着说右舷船头上有一群虎鲸。他建议蕾切尔和他一起到甲板上，但她摇了摇头。她记得低头看着自己的跑鞋，发现鞋带松了——那天早上离开家时，她根本没心思把它们系好。

我不想出去淋雨。我以前见过虎鲸。我会再见到它们的，她想。她觉得自己变了样，不再是那个喜欢在约翰斯通海峡划独木舟、在温暖的夏夜睡在户外的人了。

突然，一股无形的力量拉了她一把，使她从座位上站了起来，这力量太强大了，简直无法抗拒。她走出舱门，去迎接甲板上狂风大作的清晨。几乎是全黑的天空与地平线上钢灰色大海融为一体。甲板上湿漉漉的，闪闪发光。雨水直接打在她的头发上，风吹开了她没拉上拉链的羊毛夹克，头发一绺一绺贴在脸上。她注意到迈克尔和另外三个人挤在右舷甲板前最远的地方，一起眺望大海。

蕾切尔加入了他们。她从甲板栏杆上探出身子，看到了一个黑白相间的身影——一只巨大的虎鲸在离渡轮大约一百英尺①的地方浮出水面。一阵喜悦的震颤传遍了她全身。很快，她数出了七八只虎鲸。它们时而上浮，时而下潜，互相环绕，背鳍指向天空，消失在满是泡沫的海浪下之前，一股水柱从虎鲸的喷水孔喷向空中。一对年轻的虎鲸模仿它们的母亲，也在水里上下快游。蕾切尔想，这很可能是一个四世同堂的大家族。

那天站在风雨交加的甲板上，蕾切尔觉得看到虎鲸可能只是一时走运，但她希望这不止如此。她愿意相信它们是来支持她的，来把她从孤立和绝望中解救出来。她曾经在书上读到，如果

---

① 1 英尺 = 0.3048 米。

一个集体中有一只虎鲸生病了，其他虎鲸会轮流从下面支撑着生病的家人。

蕾切尔看到了宏大的东西。她感觉到了数千年来西海岸生生死死的世人。不管她会活多久，她知道，在这个集体的故事中，她将被永远怀念。那天上午晚些时候，无论外科医生会带来什么消息，无论接下来的生命是长是短，都没有关系了。

生命的长卷在她面前徐徐展开，就像它对时间长河中无数的人和物种一样。视野开阔的那一刻，蕾切尔感觉到深深的平静。她称之为"恩典"。她告诉我，在与雷斯汀医生的会面过程中，她始终保持着这份平和的心态。

八天后，我推开一扇扇"闲人免进"的大门，来到了重症监护室。在医院工作给了我自信，让我有勇气推开那些禁止一般人进入的大门。大多数病床上都躺着失去意识的病人，他们与呼吸机、导管和静脉注射器相连。勤奋的护士们手里拿着写字板，监控着电子屏幕，一时忘掉了自己家里的生活。每隔一段时间就会有机器发出提示音，提醒人们注意某个病人。

我答应过蕾切尔，在她做完手术后，我会尽快给她做触摸治疗。我们都读过文献，证实这种能量疗法可以显著减少手术后的疼痛，尤其是幻肢疼痛。

我俯下身，亲了一下蕾切尔的脸颊。麻药的辣味在呼吸中久久不散，而她看起来就像大多数术后病人一样，疲惫而放松。

她笑了笑，脸色苍白。"谢谢你能来。最近还好吗？"

"我很高兴见到你。"我说，"还疼吗？"

"哦，我被这个小玩意儿'绑定'了。"她说着，拉开了床单。蕾切尔给我看了病人用的镇痛泵，它连接在一条细管上，直接插入硬膜外间隙，在两个椎骨之间。这是控制术后疼痛最有效的方法，蕾切尔可以在需要的时候给自己打进额外药物。

"现在我觉得挺好。迈克尔刚出去吃了点东西，所以你来得正是时候。来点触摸治疗如何？"她问。

"我就是为这个来的。"当一个人感到无助时，我总是乐意提供一些实际的帮助。蕾切尔和我已经练习、教授触摸治疗很多年了，我见过无数处于痛苦中的人在这种技术的帮助下放松下来，只要三四分钟。我的手掌在一个人身体上方几英寸的地方慢慢移动，从头移到脚，就能让他深深地放松——我不需要知道其中的原理。"迈克尔还没有学会怎么做触摸治疗吗？"我笑了，这是属于我们两个人的梗。迈克尔接受过好几次触摸治疗，而且很享受放松的感觉，但他仍持怀疑态度。不管一个人相不相信，触摸治疗的放松效果都不受影响。

轻轻拉开床单时，我的胃里感到一阵不安。我闭上眼睛，平静了一下。我默默地祝愿蕾切尔和重症监护室的每个人都能早日康复。我把右手放在蕾切尔仅剩的那只脚掌下，左手轻轻抚在她的脚踝上，一种熟悉的宁静感传遍了我全身。她开始平静下来了，我听到了轻柔的喘息声。我在脚部停留了两三分钟，想象着紧张感从脚掌流到我的手心里，然后通过我的脚流进我的身体里，最后融入土地。然后我轻轻走到床头，把手放在她身体上方几英寸的地方，从她的头顶移到躯干，然后是左腿、左脚，还有她右腿和右脚曾在的地方。这项技术的创始人德洛丽丝·克里格说过，如果医生冷静而踏实，病人就会很快放松，焦虑时就不一样了。我发现这个过程让我平静了下来。

我又想起了那群虎鲸，想起了它们在海洋中远游的那份轻松。我希望蕾切尔学会用一种新的方法看待世界后，也能如此游刃有余。我看着她脸上的肌肉不再紧绷，眼皮在梦中轻轻颤动。她渐渐入睡，呼吸变得又缓又深。

蕾切尔和我不再一起去奥卡斯岛的暑期训练营，但我们偶尔会通过电话或电子邮件联系。我们都过着忙碌而充实的生活。蕾切尔的手术是近二十年前的事了，她的癌症一直没有复发。

约翰：战胜恐惧

"我知道这话都说滥了，但说实话，真不敢相信这事会发生在我身上。"

约翰那双经历了四十八年风霜的老手攥在一起。

"但说真的，为什么不会是我呢？我在我的家庭科里看多了。猝不及防。癌症。但这不是个好治的癌。我们都知道肺癌基本就是死刑通知书了，是不是？"他的问题刺透了我的心。

"我很抱歉。"我说。

这是我和约翰的第一场会面。一周前，他在语音信箱里留下了一则信息："你能给我安排一场咨询吗？我的肿瘤医生让我联系你。"他听起来很冷静，就像在替自己的病人转诊。他已经做了二十多年的家庭医生。

"至少我的孩子们做得都不错，一个在读大学，另外两个也八九不离十。我为他们骄傲。他们会很优秀的。"他的面颊湿润了。附近有个纸巾盒，我让另一个人去拿纸巾，不想打破现在伤感的氛围。

当生命走到尽头，有些人会紧紧抓住即将支离破碎的人生，尽全力让自己的工作和生活进行下去，维持一个正常的假象。只有在必要的时候，他们才会让生命一点一点慢慢消解。约翰与众不同。他来了一个利落的了断。

我已经注意到有些人会相对柔和地处理这个转变，有些人则很难接受变故：休假结束后，一个人有可能会尽快投入工作，只是偶尔回味假期里的冒险；有些人可能要花好几天来重新适应工作，回想着他们的假期，不断怀疑自己是不是真的喜欢这份工作。有些寡妇或鳏夫会哀悼，同时在丧偶几个月后进入一段新的关系，两段人生互不侵扰；另一些人则会发现痛失所爱的生活一天也过不下去，要花上好几年甚至十几年的时间才会重新开始交际；而其中有些人永远都走不出来。我想约翰应该是那种面对变化游刃有余的人。

"就算化疗暂时管用，我也没法靠它活多久。上周我给我所有的病人发了一封信，告诉他们我得了不治之癌，不能再当职了。他们都特别难过，但这是我必须要做的。"他说，"我爱我的工作，但这回是我的事，是我家人的事。"

在刚与客人接触时，我会去寻找他们的核心能量。在成长的过程中，他们受到了怎样的支持与鼓励？大人相信他们吗？他们安全吗？有没有被爱的感觉？如果答案是否定的，那么生活的挑战是增强了他们的自信还是削弱了他们的自我？

约翰的人格力量明显很强，从很多地方都看得出来：他与我对视的眼神，他言语的音色，他挺直的脊背，他超越个人悲喜的能力。

约翰每月会来我这里咨询两次。在第一个阶段，也是我们初遇的六个月后，他的表现变了，看起来对自己失去了一些信心。他的能量消失了一些。我注意到他瘦了，呼吸也短促了些。

"我的恐惧难以阻挡。我无时无刻不在害怕。"我们的目光相遇了，"我总是在想着死亡。"

适应能力强并不意味着无所畏惧，内科医生的职业也不能保证约翰可以消除恐惧。

"像这样感受到恐惧确实令人紧张。"我说，"就像你从病人那里知道的一样，人的身体有求生本能。在'战或逃'的压力下，人体会分泌肾上腺素和皮质醇到神经系统里。好消息是我们通过学习能够区分真实的威胁和心理上的威胁。你可以学着驱散想象中的恐惧。"

"真好。能请你帮我脱离痛苦吗？"约翰笑着，带着一丝宽慰。

"恐惧就像迷雾，渗透一切。如果我们去分析具体的恐惧，去探索到底是什么东西让我们害怕，我们就不会为恐惧所左右，成为受害者。你准备好尝试分析你自己的恐惧了吗？"我问他。

"乐意之至。"他嘲弄道，"当然，如果你觉得这有帮助，为什么不呢？"我把夹着纸的书写板递给他，约翰的手微微颤抖。他从运动外套左上方的口袋里掏出一支钢笔："我爱这支笔，写处方时用的就是它。"

约翰埋头书写时，我注意到左边墙上挂着的一幅装裱起来的大尺寸照片，那是我的亚利桑那州之旅给自己的礼物。阳光照亮了羚羊峡谷的砂岩，几个世纪的洪水冲刷塑造了弯曲狭窄的缝隙，那画面抚慰了我。每每看到不可预知的天气创造了何等美丽的自然奇观，我都会想起人们在自己人生的极端天气中奋力掌舵的样子。结局也许疲惫，但在某种程度上也收获了更好的人生。

我知道约翰需要很久才能写完，恐惧可能藏在灵魂深处最黑暗的角落。他很快写到了第二页。

恐惧常由与过去和未来有关的思绪触发。一种减轻恐惧的好办法就是简单地专注当下。有的活动能让人们的注意力从内心世界的所思所感转移到碰得到、摸得着的现实世界，转移到行动还有与其他人的交流中，那我们就能从恐惧的束缚中脱出身来。看着约翰的手在纸面移动，我感到就算他的思想还聚焦在令人害怕的想法上，单单书写这个动作就能将他的思绪从内心转移到纸页上。写字可以帮他有效抑制恐惧。

约翰把金色的笔盖拧了回去。

"可以大声读出你的清单吗？"我问。

"好啊。"约翰打开交叉的双腿，挺直了背，摆出一副正式的朗读姿势。我想他在职业生涯中肯定做过很多次公开演讲。

"害怕错过。

"害怕带着遗憾死去。

"害怕娜塔丽找新老公找得太快。"

他停了下来，抬起头："这比我想的要难。"

我点点头："慢慢来，不着急。"

"害怕娜塔丽搞砸家里的经济，没给孩子们留够钱。

"害怕娜塔丽没有我以后应付不过来。

"害怕在痛苦中死去。

"害怕窒息。

"害怕死在医院里，浑身插满管子，还有导尿管。"

约翰在口鼻上方摩挲着手掌，好像在挥去还不存在的生命支

持系统。

"害怕其他人必须处理我的工作文件。

"害怕太依赖我的家人。

"害怕我的母亲会精神崩溃。

"害怕我会失去幽默感。

"害怕我的狗会死在我之前。"

这些失去令人不忍启齿，他的声音变得近乎耳语。

"害怕说再见。

"害怕不再存在。

"害怕半死不活地拖着。

"害怕我的恐惧。

"害怕孤独死去。"

约翰长叹一声，摘下老花镜，抬起头。

"知道我为什么会失眠了吧？"

"是的。"我说，"你已经大声说出了你的恐惧，现在是什

么感受？"

"它们没那么可怕了，好像是我在掌控全局，好像它们没法控制我了。"他说，"我还有一种感受，很难描述，像是一种内心深处的宽慰，让我知道无论发生什么，我都会没事的。"

"也许你注意到了，我们可以做点什么来应对清单上的一些恐惧，当然有一些没那么容易对付。"我说，"下次你能带娜塔丽一起来吗？这样我们可以谈谈跟她有关的恐惧。"

"我不知道她有没有准备好。"他说。

"大多数人永远都准备不好失去爱人这种事。"我回答。

约翰眨眨眼睛，忍住了泪水。"我会问问她。"

两周后，娜塔丽和约翰一起来咨询。他们肩并肩坐在沙发上，约翰的右手放在她的大腿上。我注意到他的指甲微微发蓝，那是血液循环开始缺氧的信号。

娜塔丽的黑发被一个宽玳瑁壳夹子束在脑后，露出棕色的大眼睛和精致的面容，嘴上刚涂了亮红色的口红。她紧紧抓着约翰的手，强忍着眼泪。

"他是我的灵魂伴侣，"她说，"十九岁第一次遇见他的时候我就知道了。别误会，有时我们也会像猫猫狗狗那样打架。他没告诉你他有多固执吗？"

我摇摇头："虽然我一点也不意外。"我来回看着两张面孔，"我很高兴你们能找到灵魂伴侣。尽管这让一切都变得如此难过，是不是？"

娜塔丽崩溃了："我没法聊这个，我真的受不了。"她拿纸巾快速擦了两下面颊，用力地擤了擤鼻子，侧脸望向约翰。

"好吧，你们谈，我听着就好。这个我可能做得到。"她说。

约翰看向我。我点了点头。

"小娜，我在这里已经开始探索我的恐惧。你也知道，为了入眠就算每晚都吃镇静剂，但每天早上我都会在恐惧中醒来。而有些恐惧与你有关。"他望着她。

"说下去。"她说。

他的声音开始颤抖，他望向我。

我给了他一个眼神，示意他继续说。

"这听起来可能很奇怪，但我害怕你在我去世后很快就会投入新的生活，找到新的伴侣。也许到最后这都没什么，亲爱的。我会希望你走出来，但别太快。"他的声音低了下去。

"你是认真的吗？"娜塔丽问道，"你觉得我会有那个时间？我未来可是个单身母亲，别忘了。"她那双黑眉紧紧皱起，又很快舒展开来。

她的声音舒缓了很多："再说了，没有人可以替代你。真的，没有人。而且还有谁能忍得了我呢？"她伸出左手，轻抚他凹陷的面颊。

约翰用胸腔轻声细语，悔恨翻涌了上来。

"我还没有在这里说我做过的那些事，就是我有外遇的那次。你原谅了我，我却从来没有原谅自己，你知道吗？你带我回到正途，但我恨自己的所作所为。"

"哦，我的天啊。你还想着这事儿？如果愿意，你就把它带进坟墓吧。但别再纠结它了，为了你自己。"娜塔丽向我投来求助的目光。

"听起来娜塔丽已经原谅你了，你为什么不能原谅自己呢？"我问道。

"我恨我自己对她做的事。我不知道怎么原谅自己。有时我觉得我真该死。"

我的心脏漏跳了一拍。每当心灵深处漏出一缕微光，它就会这样。我之前也听过这样的坦白，听过人们把患癌看作对自己不当行为的惩罚。悔恨是一种很有用的情绪。当我们伤害了自己爱的人，悔恨可以唤起我们的共情，这样我们就会负起责任。极度的愧疚则是基于自我怨恨，它并没有什么帮助，只会离间我们与爱人。

娜塔丽靠向他："约翰，亲爱的，你一点都不该死。你是一个超棒的老公。你做过一件蠢事，但世人都会犯错，放手吧。"

然后她哭了起来。

约翰一遍一遍轻抚她的手背，从手腕到指尖。"我只是很抱歉，甜心，我不该伤害你。"她抬头望向他，眼波里全是温柔。"我很抱歉我就要走了。为我难过，为你难过，为我们难过。"他说。

她点点头："我也是。我会深深地思念你。"娜塔丽枕在约翰瘦骨如柴的肩膀上，而他用尽所有力量将她抱紧。

屋子里的空间在沉默中扩展。我能听到钟表嘀嗒作响，还有汽车在雨中的街道呼啸而过。

接下来的两个月，我们一个一个研究约翰的恐惧。有时是我和约翰两个人，有时还会带上娜塔丽或是约翰的母亲。还有几次三个孩子都来了，而父母不一定在场。

如果约翰病得太厉害没法来，我会花一个半小时开车去他们家。如果可以，他会打扮好在家庭大厨房尽头的一个小间里的壁炉旁见我。如果太累不能下楼，他会邀请我去他那宽敞明亮的卧室，那里可以看到窗外一棵年长的山茱萸。娜塔丽会躺在他的身边和我们一起聊天，他们的博德牧羊犬暗影也总是蜷缩在我的脚边。

一天下午，番红花努力冲破冰冷的大地，探出头来。我问约翰："你的恐惧怎么样了？"

"你知道，这很奇怪，但恐惧确实已经消失了。三个月前第一次见你时写在纸上的那些恐惧再也没有折磨我了，为什么呢？"约翰转过脸，与我的目光相接。我注意到他的眼白微微发黄，那是肝脏衰竭的标志。

"你做了很大的努力来驱散恐惧。你面对自己内心的魔鬼，并把它们放走了。当我们接受自己不过是生命之海上的浮萍时，恐惧也就变成了无处可依的空壳。"我说。

约翰继续说："死亡没有我想的那么可怕。你只要乐于接受自己的脆弱，然后寻求帮助。这可不是我的强项，嘿，亲爱的？"他用尽剩余的力气握紧了娜塔丽的手。"想象死亡比真的走向死亡更令人害怕。这有什么意义呢？"他问我。

"我觉得有意义。如果从能否掌控的角度来看待死亡，那么失去控制能力的想法确实会带来恐惧。"我回答，"在最后的宝贵时间里，大脑会立刻被各种各样的想象塞满，而大多数永远都不会发生。真正发生的事用不着害怕。当我们没什么选择，失去了控制能力，本能就会接管身体。但在更深的层次，我们的内心完全明白现实是什么情况，也知道该怎么做。我们只是需要一些提醒。"

"是啊，感觉就好像我身体里的一部分知道该怎么做。"约翰笑了。

4月下旬的一个午后，我收到了娜塔丽的语音邮件。

"你能来一下吗？看起来约翰撑不过今晚了。"

我奔到门前，脱掉鞋子，踮着脚穿过厨房来到小间。两周前，这里安置了一张医院的病床，因为约翰最后已经没有力气爬楼梯了。他想留在家庭中心，参与家庭活动——吃晚饭、做作业、看最爱的电视节目。

一排许愿蜡烛在窗台上闪闪发光，壁炉里的柴火低低地燃烧。娜塔丽陷在床边一张扶手椅里。病床的栏杆被调低了，这样她就可以握住约翰的手。

"孩子们刚刚去睡觉了。我让他们去的。他们太累了。"她指了指壁炉边的一张椅子，"把它拉近点。谢谢你能来。"

跟我上次拜访时相比，她眼下的凹陷更深了。有邻居和朋友们帮忙采购、做饭，娜塔丽告诉我她已经三天没有离开这栋房子了。他们上大学的女儿玛丽在学期中回了家，其他两个孩子这周也不想去上学。

我俯下身，在约翰的耳边低语。

"嗨，约翰。我会坐在这里陪一会儿你和娜塔丽，希望你会愿意。"我轻轻碰了碰他的前额，整理了几绺零星碎发。我坐在娜塔丽身边，加入这个安静的不眠夜。我们已经很熟了，不用说什么客套话。我们一起坐了半个多小时，听着约翰已经慢慢衰竭的肺部吸进氧气。这时，娜塔丽朝我歪过头来，眼睛还看着约翰。

"就快结束了，是不是？我想他准备好要走了。"她喃喃道。

约翰的面孔柔软而放松，没有一丝痛苦或不安的痕迹。他张着嘴，呼吸很浅，毫不费力。一丝氧气通过细细的鼻插管流入他的肺部。

"你创造了如此安全温馨的氛围，已经帮了他很多。他可以在你怀里安眠，信任这整个过程。就快结束了。"我回答。

"就好像我们把该说的都说了。他知道我有多爱他，他也知道我没有去找人取代他，是不是，甜心？"她朝约翰的方向眨了眨眼。约翰没有一丝回应，我知道他已经失去了意识，几个小时内就会离去。

"你可以上床躺在他身边，不用害怕。这床不大，但能让你们两个躺下。"我说。

娜塔丽点了点头："我一直想这么做，但我害怕这会伤到他。"

我们再次陷入沉默，时间仿佛没有尽头。我在这里待了一个钟头，一切都很安定。我站起来，俯身靠近约翰。

"我要回家了。我会时刻关注娜塔丽和孩子们。他们会想办法一起熬过这一切。"我轻轻地亲吻他的额头。

我伸出右手碰了碰娜塔丽的胳膊，感受到山羊绒上衣的柔软。我也能感到她前臂之下生命的温度。她探身抱了抱我。

"今晚你自己一个人可以吗？"我问道。

"我可以。孩子们说在最后一刻他们不想待在屋里。这没关系，对不对？"她望着我。

"我相信孩子们知道他们需要什么。如果他今晚就去了，你可以等到早上再问他们愿不愿意看看他。很多孩子会想这么做，但最好还是让他们来决定。你会想在他离开这个屋子前与他再相处一段时间。"

娜塔丽牵着我的胳膊，把我带到门前走廊。

"我怎么才能知道他马上就要去了？"她问我。

"你有没有注意到，每隔几分钟约翰就会有几秒钟不再呼吸？这个间隙随时可能会变长。最终约翰会呼出最后一口气。"我说。

娜塔丽点点头："两次呼吸的间隔是不是叫呼吸暂停？"

"是的。"我说，"我一直不知道呼吸暂时停止是什么感觉，我想这是我们的大脑无法理解的意识层面，也许有点像去异国旅行了好几次才决定在那儿安家。"

"我喜欢这个死亡并不可怕的想法。身体死去后还会有一些东西继续存在，"娜塔丽说，"约翰从来不相信这种事，但我宁愿相信他的精神会飘散成一片片广阔的爱。"

"我也喜欢这么想。"我说。

有时，我感觉灵魂会在死亡临近时露出真容。如果我们只是关注越来越虚弱的身体——颜色和温度的变化，它通过缓慢或急促的浅呼吸释放出的或酸或甜的气体，咕哝、呻吟或费解的词句——我们会错过那难以察觉的能量正从温柔的双眼或半透明状的皮肤中流露，我们也无法察觉屋子本身正变得神圣起来。

无论如何，有时悲伤太过强大，我们无暇顾及其他，只能聚焦于我们正在失去的人，将会怀念的生活，以及我们应该如何应对这场灾难。有时我们只能祈祷灵魂的存在——在我们痛失所爱、手足无措时，它会知道怎么做。

与约翰和娜塔丽一起的那晚，我确实感受到一股能量并没有被肉体的逝去影响。那个存在让我平静，帮我毫无保留地信任死亡的旅程。那晚，我为娜塔丽和三个孩子心碎。孩子们在楼上安睡，也或许只是辗转难眠。

娜塔丽拥抱了我，我们都知道这是约翰还在世的最后一次拥抱。我走出前门，在深蓝色的夜空下大口呼吸冰冷的空气。

那天凌晨两点到两点半，约翰走了。早上 8 点时，娜塔丽给我打了个电话，说她那时候睡着了，手臂摸在他的胸膛上。在她睡梦中，约翰咽下了最后一口气。她醒来时听到的唯一声响，只有氧气轻柔的嘶嘶声。

丹：按自己的节奏死去

蒂娜递给我一张红色的扑克牌，上面有一个男人的黑白头像，戴着男士软呢帽和太阳镜。卡面上横着印有"丹尼之卡"的字样。我把卡翻转过来，看到后面的文字：

> 能力：1. 永远不要停止问自己，"我是谁？"
>
>   2. 对自己、对他人保持诚实。
>
>   3. 热情地追求你喜欢的事物。
>
>   4. 珍视社群、朋友和家人。
>
> 玩法：1. "丹尼"：用于支持另一个玩家。
>
>   2. "自丹尼"：用于支持自己。

这套卡片是迪伦给兄弟丹的生命庆典设计的，典礼在丹选择去世的三天前举行。一年前，加拿大实现了医疗辅助死亡（MAID）合法化。

"我们八个人都有一张卡片带回家。"蒂娜说。那是两个月后，她和我一起坐在我的咨询室里。她刚结束一天的工作赶来，说回去工作可以有效地帮她转移注意力，不用一直悲伤，不过一到夜晚还是很难熬。"现在没有丹在背后支持我们了。他总是坚定地信任我们会让世界变得更好，迪伦觉得我们需要这张卡片作为提醒。"她说。

如果你的朋友心情不好或是浑身不舒服，你可以把卡片从口袋里拿出来，"丹尼"你的他或她；如果你需要鼓励来重振旗鼓，你也可以"丹尼"你自己去行动。丹总被亲切地叫作"大丹"，三十六岁的他花了生命大多数时光来鼓励家人和朋友，帮助大家不断成长，就好像他是这个世界上向善的力量。丹尼卡会像一个护身法宝，将大丹永远留在他们身边。

丹生于1981年，十六岁就被确诊了家族性腺瘤性息肉病（FAP）。这是一个与结肠有关的遗传性疾病，会导致强烈的腹痛和肠梗阻。接下来的十五年里，丹一直通过饮食、锻炼和个人成长课程来让身体保持健康，但在2010年12月，他二十九岁那年，丹最终决定去做名为"胰十二指肠切除术"的大面积手术来移除十二指肠、胆囊和较大的息肉，来摆脱有99%概率癌变的大量息肉。

大概10%～20%的该病患者最后会患上硬纤维瘤；就算是良性肿瘤也会带来严重的问题，甚至危及生命。接受胰十二指肠切除术一年后，丹就患上了硬纤维瘤，他不得不再次接受手术，切除整个结肠。2015年秋季，丹差点儿因为大出血死去，花了大概两个月的时间在重症监护室进进出出。等到恢复得差不多可以回家了，他又总是感染，生命垂危，七个月内被迫多次回医院。到我们见面为止，丹已经做了九次手术，只能靠着不断打抗生素和静脉营养（TNP，即全胃肠外营养）勉强续命。在我们见面的一个月前，丹最后一次见了他的外科医生，得知自己再也没有手术机会了。很快，他开始和自己的妻子、家人和合伙人谈起医疗辅助死亡。

2017年2月上旬，丹打电话给我们的办公室，想要和相关顾问谈谈"有尊严地死去"。对于丹，"有尊严地死去"意味着使用他的合法权益，在内科医生的协助下走向死亡。第一次来咨询时，丹带着他的妻子蒂娜和兄弟迪伦。

垫了很多枕头来支撑背部，丹才能舒服地坐在沙发上。接着，我让他讲讲自己的故事。他的眼神很疲惫，意味着他已经厌烦了这件事：给另一个医师详述自己艰难的生活，而对方并不一定能提供帮助。丹深吸了一口气，开始讲述。叙述过程中，他时不时会停下来喘口气，或是让蒂娜、迪伦替他补充细节，好让他休息几分钟。他告诉我，他一直在忍受痛苦，身体日渐衰弱，即使用上了全胃肠外营养还是一直在掉体重。他向我展现了这些年来遭受的一连串痛苦，每一个都让他不得不向病木般的躯体投降，整个医疗系统已经是束手无策了。

丹说出的每一个单词都透露着疲惫。他的音调疲软，就像老旧的吉他弦，已经没法弹出高音。他沉浸在自己的故事里，想让我知道他的路已经走到了尽头，生命再也无法支撑他的梦想和激情。他解释说，如果还有其他选择，他一定会继续抗争。但已经没有选择了，他要学着接受死亡，也要帮助他的家人和朋友接受他的离去。

蒂娜和迪伦认真地听丹讲话，他们是他生命中坚强的后盾。迪伦描述了每次看医生都要展示的电子表格，充满了问题和疑虑。

"医师常常会听丹的话，说他比医生们懂得还多。"迪伦说，"丹总是问：'你之前见过这种情况吗？'或是'这正常吗？'一日工程师，终身工程师。我们都是解决问题的精英。"

丹说他决定不在医院里与世长辞，他已经在那里度过了太长的时间。"我再也不想当医学实验对象了，"他说，"我想在生命的尽头掌握主动权，而不是身上插着管子、连着机器死在医院。谢天谢地，我们可以用医疗辅助死亡，不然我都不知道该怎么办。"他抬头看我，神色中有些疑虑，好像在判断我的立场。

"你可以用你处理生命中其他事情的韧性来把握生命最后的旅程。除了你自己，没有人真正理解你正在遭受怎样的折磨。啊，也许蒂娜除外，她几乎每时每刻都和你在一起。相信自己的选择。"

丹看了一眼蒂娜。她每晚都要更换被汗水浸湿的床单，在丹痉挛发作时揪心不已——那意味着止痛药又失效了。想起这些，蒂娜的面孔皱成一团。看着爱人遭受炼狱般的痛苦却无能为力，这本身就是一种可怕的折磨。

丹继续讲述自己经历过的事，就好像他等了很久才有机会把它们融成一个完整的故事。当他迟疑时，蒂娜会点点头，鼓励他讲下去，只是会有一滴泪水快速滑过她的脸庞。大概四十分钟后，丹的故事已经讲到了最近发生的事，而我则把目光转向了那些噩耗传来之前的时光。我想知道丹在被病魔缠上前是一个什么样的人。

"你最想念人生中哪一部分？"我问。

"我想念那些冒险，那些旅行，还有跟朋友一起的时光。"丹说，"我们在泰国工作生活了两年，简直太赞了。"丹握住蒂娜的手，望着她，一丝对过去的感怀在眼角流露，但又在泛滥前转眼消失，"我还很想念那个花园。你知道'开车的小绿人'吗？"我摇摇头，不知道。

"自从决定不再做工程师后，我跟我最好的朋友一起做生意。我们想向人们展示自己怎么种菜，甚至是在城里的公寓里。"丹骄傲地笑着，"我们创办了第一个有社群支持的垂直水培都市蔬菜农场。"他说，眼里闪耀着一小股激情的火花，"我们想创造一个属于自己的社群。这对我们非常非常重要，而且它行得通。"

丹垂下头，一时没有作声。我能感受到终点在压迫着他。充满着目标和光景的生命走到尽头，余下的人生再也没有选择，他已经没有能量过上曾经的生活。

"我再也没法那样做了。"丹轻声说，望着蒂娜。

"我知道，"她说，"我不需要你勉强。"

几周之后，丹和蒂娜分别见了两位医疗辅助死亡的评审员，他们负责评估丹是否符合医疗辅助死亡的标准：1. 年满十八周岁，有能力做出与自身有关的医学决策；2. 身患严重的疾病且无法治愈，并身处无法逆转的晚期阶段；3. 没有任何可用的手段缓解目前的持续且难以忍受的痛苦；4. 在可预期的未来，死亡无法避免；5. 自愿申请医疗辅助死亡，没有任何外部压力或影响；6. 在获知所有必要信息后同意接受医疗辅助死亡；7. 有资格在加拿大享受公共卫生服务。丹符合标准，所有的文件工作都处理好了。他决定在4月份接受医疗辅助死亡，还没定好日子。

我出去了几周，那期间丹打电话问他和他的父亲能不能来咨询。他有很多话题想和父亲聊，如果有第三者在场会比较有帮助。我一个也负责咨询的同事见了他们，丹说那场咨询帮助他向父亲敞开了心扉。"我已经与过去和解，与一切事物和解。"他说。

"他对你决定接受医疗辅助死亡有什么看法？"我问。

"他一开始挺纠结的。谁不会不阻止自己的儿子去死？但现在他接受了我的决定，到时候会去现场送我最后一程。"

"那你的母亲呢？"我问，他从没提过他妈妈。

"唉，她患了阿尔茨海默病。只有日期临近的时候我才能告诉她我的计划。她很难理解这一切，而且一定会非常难过。"

丹说他计划在医疗辅助死亡实施前一周左右告诉妈妈，然后试着向她解释自己的选择。

下一次再见丹是在我们第一次咨询的一个月后。他和兄弟迪伦一起来的，两人就他们复杂而亲密的兄弟生活聊了两个小时。他们一起回顾了自己的人生，那些起起落落，我能感到共同的记忆将两个人紧紧联系在一起。我觉得对于迪伦来说，这场谈话将会抚慰他将来的悲伤。那时，他们的兄弟情义将会因丹的离去而升华。我们爱的人离去了，但那爱还在，特别是当我们难以自抑地渴望一场永远没有发生的谈话。

　　我还记得那天自己停下手中的工作，望着兄弟俩离开大楼。下楼梯时，他们的对话还没有结束，词句穿过打开的窗户飘了进来。穿过街道时，迪伦伸出胳膊环住丹骨瘦如柴的身体，一把把他拉进自己的胸膛。他们已经开始告别了。

　　我对这两位兄弟在谈话中表现出的勇气充满感激。很多家庭都不愿意这样做，因为这需要坚强的意志来面对自己的脆弱。人们经常担心，与所爱之人谈论死亡可能会被视为放弃希望。这种恐惧往往会成为家庭成员的遗憾。垂死之人常想保护爱人免受分离的伤害，对此闭口不谈。丹和迪伦经历了一场无比艰难的谈话。

　　丹努力照顾自己的家人和朋友，这在不断消耗他所剩无几的精力。他专门在身边创造了一个社群并精心维护，不仅是为了在生命最后的几月几周里支持他，更是为还活着的亲友着想，向他们展示如何接受自己的脆弱，如何与他人交谈，为健康的悲伤铺平道路。许多濒死之人在生命的最后阶段疏远了身边所有人，因为他们不知道该怎么保持联系，也不知道该怎么寻求帮助。丹在这两方面都是高手。

我最后一次见到丹是因为他和蒂娜来找我讨论推进医疗辅助死亡日期的事，还复盘了最后的准备工作。之前已经一个月没见了，他的身体更加虚弱，但思维清晰，像刚刚完成了一项重要的工作。他带着自己的计划而来。

"我想在活着的时候举办送别派对，而不是在死后举行葬礼。"他说，"会来八十人左右，都是家人和朋友。我爸爸会发言，还有迪伦，我希望我也能说几句。我撑不了多久了。"

丹定下了派对的日期，就在他准备离世的三天前，也是我们上次见面十天后。他借用了一个朋友的公寓，因为蒂娜不希望他死亡的记忆被印在他们的家里、他们的床上。丹还邀请了二十余人陪他度过生命的最后一天。

"你认为死后会发生什么？"那天丹突然问我，"每个人我都问了，因为我不知道自己该相信什么。"

"我也不知道，"我说，"但我的工作让我相信——特别是接触了那些早夭的孩子后——在我们的身体死后，有一种能量会继续存在。"我给丹讲了一些孩子们的故事。他们会向我描绘自己要去的地方，细节之多，热情之高，仿佛在我们咽气后真的会有一种精神、一种与意识融合在一起的个人能量。他们的信仰令人信服。

"还有呢？"丹说。

"多年来，我也有过几次冥想的经历，特别是在时间更长的静修中。我意识到身体似乎没有边界，形体本身就是一种幻觉。我觉得这些状态很有趣，但说到底，我还活着，并不是生命垂危，死亡仍然是一个谜，不是吗？"我问。

丹点了点头："我不太相信有死后的世界存在，虽然我希望我相信。"

想着丹在上次见面时隐约提到的日子快到了，但我不知道事情有没有定下来。那天，我在书桌旁点燃了一根蜡烛，想起了丹、蒂娜、迪伦和身边的亲人朋友，我希望他离去的情景符合他的想象。几天过去了，我什么消息都没有听到，决定联系蒂娜看看。我只有丹的手机号码，所以拨了这个，以为不会有人接听，或者蒂娜会接。结果我在电话那头听到了丹的声音，吓了一跳。"嘿！"他说。

"我是简妮。没想到你会接电话。"

"为什么不呢？"

"我还以为你已经走了呢。"我有点尴尬，不知道是他变了主意，还是发生了什么事，结果住进了医院。

"在星期六呢。"他说。

"哦……好的。你感觉如何？"我问。

"我觉得心里很安定，"丹说，"我知道这是正确的决定。对了，谢谢你的帮助。"

"都是你自己的功劳，丹。我从你身上学到了很多。我非常尊重你和你的家人，在整个过程中，你们一直这么理性、充满爱心。星期六那天，我会用我的爱远程陪伴。"

"再见。"他简单地说，然后挂断了电话。

我从来没和一个将死之人进行过这样的对话。死亡从来没有一个"已知"的时间表。死亡时间的不确定性会带来一种神秘感，那几天我总是在一种神圣的氛围中等待，直到离世的消息传来。我喜欢把等待看作是一种祈祷，祈求生命在最后时刻能够平静与安宁。

当蒂娜说她觉得丹会愿意把自己的故事写进这本书里时，我非常感动。"他一直这样外向，面对死亡时的选择也不例外。他给每一个愿意倾听的人讲他要做的事。这都与丹的社群有关。"她说。

丹去世几周后，蒂娜来到了我的办公室，她看起来比之前气色好了很多。失去亲人的头一两个月里，人的心理会发挥保护作用，把一些更强烈的情感藏在表面之下，后来才会显露。这种保护机制可以让人们过好日常生活，缓解必然到来的孤独和悲伤。

我问蒂娜能不能给我讲讲丹的最后几天。她描述了那场八十个人参加的聚会，还说如果我感兴趣的话，她可以带一盘录像带来。我说："当然。"

丹去世的那天，大约有二十五人陪他慢慢地走到附近的海滩，三个朋友在那里弹吉他，唱着以前喜欢的歌谣。大约半小时后，他们漫步回到公寓，在客厅里坐成一个大圈，每个人都和丹说了些话。蒂娜说："屋里的人都泪流满面。"在随后的仪式里，丹和蒂娜躺在毯子上，大家把他们抬起来，轻轻摇晃，背景音乐是《我想活下去》（*I Want To Live*）。这个仪式是丹在几年前参加的个人成长课中学到的。整场仪式下来，蒂娜说丹一直感到很平静。

在卧室里，蒂娜看到两名医生（一名实施医疗辅助死亡，一名正在接受培训）和一名护士在安静地准备手术。等丹准备好躺在床上，蒂娜和迪伦坐在了床边。

医生仔细介绍了要给丹打的药物：第一剂负责让他放松、安眠，第二剂是引起昏迷的麻醉药，第三剂则是神经肌肉阻滞剂。然后，她问丹是否愿意继续手术，同意后就可以开始了。在明确告诉他们开始之前，丹向围在床边的人详细解释了整个过程。他希望他们都能接受他的选择，即使这不是他们想要看到的。然后，他选择与蒂娜、迪伦和父亲在外面的阳台上呼吸新鲜空气，度过手术前的最后一刻。等丹躺回床上，医生将三种不同的药剂打进丹的静脉。不一会儿，丹就进入了深度睡眠。最后的药物注射完毕时，医生说："他的心脏已经停止跳动了。已经结束了。"

蒂娜描述了仪式结束后大家如何相拥而泣。过了十分钟左右，他们离开公寓去附近一家餐厅共进晚餐。迪伦和一个朋友在丹身边陪了大约两个小时，直到殡仪馆来运送丹的遗体，最后他们去餐厅加入了大家。

蒂娜告诉我，这群人作为一个集体一起经历了丹的死亡，正如丹所希望的那样。她感到很欣慰。

丹去世后的一年，大家又聚了几次，没有人对丹的选择表示遗憾或担忧。他们为自己能参与这场安然而有尊严的死亡仪式而无比荣幸，也为丹能按照自己的意愿离去而高兴。

接 受 心 中 未 决 之 事

对内心没有解决的事情要有
耐心。

——莱纳·玛丽亚·里尔克

就像出生时一样，死亡的过程往往也不会按照我们希望的方式发生，或是按照计划走。就算深谋远虑、做足准备，我们也很难预测死亡。心情可能悲痛欲绝，家庭可能出现变故，有人性格大变，有人怀抱奢望，有人陷入绝境，悬而未决之感可能会伴随一生。

面对死亡，家庭关系会像生时一样复杂，而临终时的矛盾几乎不可能得到解决，因为再一次交流的机会已经永远失去了。在爱人去世后，我们如何面对自己的内疚和遗憾，如何面对永远得不到回答的问题？通常，我们只好寄希望于时间，希望耐心等过漫长的岁月，我们就能接受心中尚未解决的问题，与这段经历和解，不管它有多么难过，不管它如何改变了我们的生活。

大多数家庭都有与死亡有关的往事，这些故事艰难而复杂，塑造了他们对死亡的感受、态度、信仰和选择。我们的故事和经历直接影响着我们在生死之路上的个人选择，反过来又深深地影响着我们所爱的人。"接受心中未决之事"的四个故事描述了人们如何努力应对复杂的关系、决定和选择，探索与自己或他人之死有关的道德伦理困境。

布里基德：最佳方案

"如果能办到，他一定会把我冷冻起来的。"布里基德说，紧张地笑了笑。一周校友静修会的一个下午，她想要私下与我讨论一些"家庭事务"。我是两年前在布里基德参加静修时认识她的，从那时起，她就成了我们中心支持小组会的常驻成员。

布里基德的红金色假发是用真头发做的，修成了带刘海儿的波波头。她说这顶假发花了她一大笔钱，而且戴起来非常痒，但她的丈夫科林总希望她出现在公共场合时能戴。如果不是为他，她早就秃着头了。她说秃头是一种荣誉勋章，证明她承受了那么多次化疗。他俩都是二婚，希望能在一起多待几年。科林刚退休，他们计划去旅行，就等两年后布里基德结束工作、从学校董事会拿到全额退休金了。加拉帕戈斯群岛是他们遗愿清单上的第一个目的地。

"他说如果我死了，他会无法忍受孤独。"布里基德深吸了一口气，"我对他说：'亲爱的，不是"如果"，而是"什么时候"。'"

我点了点头："爱我们的人愿意相信我们会永远活着。"我感到两人观点的冲突：布里基德信奉实用主义，而科林则想要否认即将失去她的现实——至少在一段时间内。她需要有耐心，但我觉得耐心可能不是她的优点之一。

布里基德第三次患癌的病灶在肝脏，她决定在生命的最后阶段过上平静的生活。第一次患上乳腺癌时，总有治愈的希望，但如果它卷土重来，情况就变了：癌症会从可愈的疾病变成绝症。第一次参加静修的五年前，布里基德第一次被诊断出患有乳腺癌，她认为只要经过手术、放疗和化疗就会痊愈。布里基德以为这是自己第一次也是最后一次与癌症相遇。得知最初的病灶在三年后已经扩散到骨骼时，她震惊了。肿瘤医生告诉她，就算再化疗，癌症还是会复发，她可能会有几个月的健康时间，甚至隔一两年再发病，但这病永远也不可能痊愈。第二次和第三次复发之间隔了二十个月。布里基德希望自己对死亡的接受态度最终会影响到科林，因为她知道可能不会有第三次缓解或第四次复发了。

"我的父母都是九十多岁的时候老死的，在他们自己的床上，我父亲比我母亲早七年去世。他们都是农民，懂得生与死的循环。他们不害怕死亡。"她说。

爱尔兰血统让布里基德性格刚毅、坚韧不拔。一代又一代的男男女女曾在家里照顾垂死的亲人，她希望在自己的生命结束时也能依靠这种力量。

"我的兄弟姐妹们负责照顾爸爸妈妈，我回家过了几个星期。不慌不乱，只是生命缓缓流逝。如果可能的话，这就是我想要的——当大限已至，不要勉强维持我的生命。"

布里基德的淡绿色眼睛望向远处，过了一会儿才又说话。

"现在我得说服科林让我死在家里，"她说，"任务艰巨。"

科林的父母都是在医院去世的。他五十八岁的父亲在高尔夫球场上心脏病发，被紧急送往医院，一周后在冠状动脉护理病房去世。母亲七十多岁时在家中跌倒，在急诊室去世。布里基德告诉我，科林认为他本可以做些什么来预防这些悲剧发生，比如坚持让父亲做心脏检查，尽管他没有心绞痛的病史，或者在家里为母亲多装几个扶手。他不接受自己几乎无法阻止他们离去的想法。

布里基德说："医生、护士建议我接受姑息疗法时，科林连这个词都听不得。"

我说："大多数人都很害怕听到'姑息疗法'这个词，他们以为这相当于'死神已近'。"布里基德知道，姑息疗法意味着医治的重点已经从治愈癌症转移到缓解症状，只求最大限度提高她的生活质量。研究表明，早日开始姑息治疗不仅可以帮助人们活得更好，还能让人们活得更长。研究人员推测，做好症状管理能在短期内稳定患者的病情，减少危及生命的急性事件。要么是科林认为"姑息"一词意味着布里基德大限将至，要么是任何指向布里基德必死结局的词语都让他感到恐惧，后者更有可能。

"我觉得我的生活质量还不错，只是很容易累。我不能像以前那样劳作了。少了我，我的花园肯定会遭殃。接近终点时，我会越来越累吗？"布里基德问。

"随着时间的推移，你的精力会越来越少，会想要更多的休息。肝脏停止工作后，毒素就会在身体里堆积，这会让你疲劳。我想对你这样的人来说不容易吧？"我说。

"我根本闲不住。科林总是催我从花园里回来，但侍弄花草让我知道，即使我不在了，我种的球茎也会在春天为他开花。"她低头看着自己那双粗糙的园丁之手说，"他讨厌我这样说话。"她话里有些气恼。

布里基德不敢告诉丈夫，她想让自己的骨灰像护根物一样撒在花园里，她还想要"适度"的葬礼，而不是一个没有人可以哭泣的生命典礼。她告诉我，爱尔兰人相信人们应该在几杯威士忌的帮助下适度哀悼。她还说葬礼过后遗属应该继续享受生活。一生在两种不同的文化中生活过，她的声音里有一丝忧郁。

"我试着谈过这件事，"她说，"但他只是告诉我这不可能。"布里基德望着远处。科林的抗拒把一块冰冷的孤独之石插进了她的心里。

随后是一阵沉默，我们都等着对方先开口。最后，布里基德转头面对我："你能告诉我最后会是什么样吗？我会怎么离开这个世界？"

"你的肝癌很可能是主要问题。等肝脏衰竭，死亡便是一个缓慢的过程，会持续几天，有时是两到三周。"我解释说人会变得越来越困倦，最后每天大部分时间都会在睡眠中度过，布里基德的目光没有退缩。只要她有药物应对疼痛或恶心这类症状，最后的日子也可以舒服度过。

"如果家人和朋友接受了你即将死去的事实，房间里通常会更安宁。"我说。

"科林没法接受。"布里基德把嶙峋的双手攥在一起，"我不知道该怎么办。"

"你跟他谈过DNAR的事吗？"我问道。DNAR指的是"放弃急救同意书"，可以向医疗团队传达患者不想接受心脏复苏术的意愿。"我们大多数人都不想接受'英雄式抢救'①。"

"我钱包里有这张表，签过名了，但我太害怕了，不敢告诉科林。"她说。

家庭护理护士让布里基德用胶带把文件粘在厨房的冰箱上，如果科林很害怕，叫了救护车，护理人员看到表格就知道不要救醒布里基德，会给她用上生命支持装置。如果没有这张签好名的表格，按照法律，他们必须对她进行复苏抢救。

风哗啦哗啦地吹着会客室的大玻璃窗。那是10月下旬，雪很快就要来了。只有几片叶子挂在光秃秃的树枝上，等着下一阵风把它们刮走。地球不需要像人类那样为季节变化做准备。

"这就使我想到'预留医疗指示'了。如果你病得无法做出医疗方面的决策，你可以合法地指定其他人替你做。"我说。

布里基德向前倾身，接近座位的边缘："科林不是替我做医疗决策的合适人选。我告诉过他自己的想法，但我不认为他会帮

---

① 会带来创伤的抢救措施。

我实现。他想要我活着，不惜任何代价。"她有些坐立不安，脑袋焦急地左摇右摆。

"选其他人替你做决定吧，可能会减轻科林的负担，这责任对他来说太重了。"我说。布里基德代表科林松了口气。

"我最好的朋友会是个更好的选择。她不会害怕拔掉我的管子。"布里基德说。

"我不知道科林愿不愿意见见我们的静修医生达芙妮。你们明天会找她做医疗咨询吗？"我说，心里想着有二十五年姑息治疗经验的达芙妮。她曾无数次与癌症家属谈话，也许她能减轻科林的恐惧，帮助他接受现实。

"我可以问问他，"她说，"可能只有达芙妮这样的人才能让他想通。"

几个月后，布里基德从医院给我打来电话。她说她发了高烧，呼吸困难。科林本来想在半夜带她去急诊室，但她拒绝了，直到早上才去。肿瘤医生去度假了，所以她去看了内科医生。医生说她得了肺炎。

"昨天入院以来，我的呼吸变得更糟了。"她在呼吸的间隙里轻声说道，"你认为时间快到了吗，简妮？"

"也许是这样，但抗生素说不定会起作用呢？要我帮你问一下能不能住进姑息治疗病房吗？"我问。

"是的，但是科林不让我去那儿。医生说如果今天我的呼吸情况恶化，他们可以让我进重症监护室，靠机器辅助呼吸。他们认为在那里待几天用呼吸机呼吸，再加上抗生素，也许我就会挺过来。"她的声音颤抖着。

"你可以在姑息治疗病房接受抗生素静脉注射，不用上呼吸机。"我说，"抗生素起不起效在哪儿都一样，但这两种环境截然不同：在重症监护室插管意味着你会被麻醉，无法与科林交谈，只有几个人能来探视；在姑息治疗病房，你不用插管，也不会被麻醉，想见多少访客都可以。你知道你想选哪个吗，布里基德？"我轻声问。

"不，我不知道。"她说。

只要布里基德还清醒着，她就可以自己做出医疗方面的决定，可一旦失去知觉，科林就会替她做主，因为他是她最近的亲人——除非布里基德指定她最好的朋友替她决策。

"你和科林签过'预留医疗指示'的文件了吗？"我问，已经猜到她会怎么回答。

"上周末我问过他这个问题，但他仍然坚持不见姑息治疗医生。他一直说永远不会放弃我。简妮，我不愿承认，但我太害怕了，不敢告诉他在医疗决策方面我更信任我的朋友。"布里基德的声音听起来很丧气。

"现在你能跟科林和医生谈谈，表达一下你的意愿吗？"我的声音里流露出了紧迫性。布里基德可以做决定的时间很短，很快就要交出决定权了。

"我能晚点给你打电话吗？"她说。

"当然，如果你愿意的话，我可以来帮忙说服他。"我说。

"谢谢你，简妮。我会和你保持联系。"

布里基德的电话一直没有打来。第二天早上，我打电话给医院问她的状况。我被告知她进了重症监护室，除了家人外，任何访客都不允许进入。

我在家里给科林留了一个语音消息，那是他给我的唯一的电话号码。

"科林，我听说布里基德进重症监护室了。我很难过。你能给我回个电话吗？"我留下了手机号。

他没有回电。

两周后，布里基德去世了。我在当地报纸上读到了她的讣告：

经历了与癌症的英勇斗争之后，布里基德·奥沙利文在温哥华综合医院的重症监护室与世长辞。深爱她的丈夫科林在她身边。

吉姆：莫谈死亡

肖娜·麦肯齐给我留了一封语音邮件，用的是一种浓重的苏格兰口音，几乎听不懂，但听格拉斯哥人说话总能让我振奋精神。

肖娜回电话时，她告诉我，是她丈夫的家庭护理护士给了她我的名字。

"那个护士认为你也许能让我的丈夫头脑清醒一些。"她说。

"发生了什么？"我问。

"他觉得自己又能去高尔夫球场了，简直是开玩笑！他现在病得很严重，不可能再打高尔夫球了。"肖娜说，"我们有很多问题要解决，但他不愿沟通。"

"吉姆知道你给我打过电话吗？"

"我还没有告诉他。他不适合接受咨询。"

"苏格兰有人需要心理辅导吗？"我笑了。

"姑娘，你说得对，"肖娜说，"要解决心理问题不如喝一品脱①啤酒。"

"告诉吉姆，你邀请我来喝茶，还要说我是从老家来的，"我说，"也许他会让我进去。"

每次开车到北温哥华时，我都会在狮门大桥的堤道前右转，这样我就可以绕很长的一圈，路过斯坦利公园。巨大的道格拉斯冷杉和西部的红雪松环绕着公园的公路旁，莫名让我心里十分踏实。我曾经问过一个土著朋友，这些大树根系相对较浅，它们得有多大的能量、多强的生命力才能承受大风和暴雪啊。

"可惜我们不能把大树的能量用到自己或需要力量的人身上。"我对朋友贝弗说。

"你当然可以。"她轻快地回答。

"怎么用呢？"我问。

"只要问它们要就行了，然后表示感谢。它们从不会拒绝。"她笑了。

那天，我绕着公园开车，左边就是树林。春日的阳光照亮了泛太平洋酒店的白帆，映在勾画城市天际线的高楼大厦上。我可以看到伯拉德湾远岸一堆堆亮黄色的硫黄，还有北岸山脉上最后一小片积雪。

我把车停在了一座建在山下的白色平房外，后面还有杉树和雪松。因为早到了几分钟，我就坐在车里闭上眼睛，希望大树们

---

① 1品脱 ≈ 0.57 升。

能给我些能量，最后我还大声说了"谢谢"。

我沿着小路走向那座房子，敲了敲饱经风霜的前门，肖娜出现了。与她打电话时我曾想象过她的样子，跟眼前的她几乎一模一样：七十出头，沙灰色的头发烫过了，长度正好到蓝色棉布衬衫领子上面；她脖子上挂着一个小金十字架，藏在上衣里面；阔腿聚酯质地裤子的裤腰扎着条海军蓝腰带，平底露趾凉鞋搭配着袜子。

"谢谢光临。"我伸出手和她握了一握，感到她的手又凉又湿，我想她可能也很紧张。初次面见一个家庭常常会让我感到焦虑，因为如果想更好地帮助他们，迅速建立融洽的关系至关重要。在如此敏感的时刻进入一个家庭就像一种特权，一种你常常不确定自己是否值得拥有的特权。

"我会直接带你去见吉姆，但他今天感觉不太好，"肖娜低声说，"他大半夜都没睡着，浑身是汗，最近几天也没怎么吃东西。医生晚些会来给他检查。"

肖娜领我走进了那间小卧室，里面有一张靠着双人床的病床。房间里到处都是小玩意儿：迷你瓷狗模型和塑料芭蕾舞演员，发条音乐盒和布满灰尘的木制耶稣诞生像；镶框的黑白照片点缀着墙壁，展示着几处苏格兰历史遗迹。窗帘被拉上了，但阳光还在试着透过缝隙照进来。吉姆靠几个枕头支撑着，身穿一套带蓝色条纹的睡衣，扣子一直扣到衣领，湿漉漉的头发整整齐齐地梳向一边。度过一个艰难的夜晚后，肖娜可能给他梳洗打扮了一番，方便接待客人。

"吉姆，这是简妮，我跟你说过，那个要来喝茶的护士。"她说。

我伸出手，感到一阵有力的回握。

"下午好，"吉姆说，"很抱歉在这里见面，但我昨晚过得很糟糕。我一会儿就起床。"肖娜偷偷地看了我一眼，扬起了眉毛。

"很高兴见到你，"我说，"在你准备好之前，我会一直待在这儿。"

"准备好什么？"他问道，乌黑浓密的眉毛扬了起来。

"肖娜打电话问我能不能来看你，能不能帮上忙。"我说。

"帮什么忙？我不需要心理医生，如果你是的话。我只需要去球场打几个球。"

我在肖娜为我放在床边的椅子上坐了下来。她坐在床脚边的凳子上，双腿交叉，一只凉鞋上下抖动着，显得有些焦躁。肖娜有自己的计划。

"吉姆，亲爱的，别这么冲！简妮是一名护士，她来自格拉斯哥。"肖娜说着，隔着被子拍了拍他的脚。

"我没有针对你的意思，"吉姆说，"不是你的错。"他眨了眨眼。

"不过，我父亲是在艾尔出生、在艾尔长大的。这会不会让你感觉好受些？"我问。

"那儿离拉格斯很近，我们俩都是从那儿来的。你爸爸打高尔夫球吗？"

我知道高尔夫球会拉近我们的距离。"他是一名高尔夫球手，巅峰时期差点①降到了九。我的母亲现在还住在格拉斯哥，今年八十六岁了，仍然在打高尔夫球。爸爸差不多二十年前就去世了。"

"如果不介意的话，能不能问一句他是因为什么去世的？"吉姆说。

"脑部肿瘤。确诊时已经四期了，一切都很突然。"

"我的肺癌也在四期，我听说没有第五期。"他看着我，挥起两只拳头，好像在和空气搏斗，"不过我是个斗士，一时半会儿不会被淘汰。"

我注意到吉姆的指甲是淡蓝色的，而且每一次呼吸时胸部都在吃力地起伏。我想他很快就会需要一个氧气罐。

肖娜加入谈话，开始执行自己的计划："吉米②，医生上周不是这么说的。她说不能再给你做化疗了，她很抱歉。"

"给简妮倒点茶来，亲爱的，她不想听你说丧气话。"吉姆挥了挥骨瘦如柴的手腕，把她赶走了。

肖娜一进厨房，他就开始说话。

"我很担心她。我死后她该怎么办？她身体不太好，孩子们又太忙，没时间照看她。我已经解决了钱的问题，所以这部分还好。"吉姆说。

---

① 差点，是差点指数的简称，是衡量高尔夫球员在标准难度球场打球时潜在打球能力的指数。
② 吉米（Jimmy）是吉姆（Jim）的昵称。

我一有机会就抓住了。"毫无疑问，她肯定会很难熬。但你没法阻止她难过，况且她可能比你想象得更坚强。"

"她以为我不知道自己病得有多重，但我心里有数。我只是觉得还是不谈为好，这会让她心烦意乱。"他的手穿过头发，抓着后脖颈，"当她难过的时候，我就没什么办法控制了。"

"如果你能谈谈这事，也许会对她有帮助。"我说。

"我不知道说什么好。"他说。看上去吉姆似乎是那种靠自己强大的体力和精神生活的男人，但随着身体日渐衰弱，养家和保护妻子的能力越来越低，他不知道该如何适应自己对他人与日俱增的依赖，还有随之而来的情感冲击。

"来啦！"肖娜大声说，手里端着一个托盘，上面是茶杯、茶碟、糖碗、牛奶壶，一把裹着编织套的经典棕色贝蒂茶壶，还有一盘巧克力消化饼干。她把托盘放在床上，这是房间里唯一有空放东西的地方。

"茶里加点什么料呢，简妮？"

"牛奶就好，谢谢。"

她先倒牛奶再倒清茶，茶水满得快要溢出杯口。

"你要喝茶吗，吉姆？"她问。

"不用，谢谢，亲爱的，我已经热起来了。"

"我不在的时候，你俩谈了些什么？"肖娜问。吉姆看了看我，扬起眉毛。

"我们谈到了天气。春天多暖和啊。"他说。

我呷了一口茶："趁我还在这儿，你们俩有什么要说要问的吗？"

他们对视了一眼，看对方要不要开口。

肖娜再次尝试："吉姆，我想和简妮谈谈你病情加重后会发生什么。"

"什么？"他问道，心灵立刻穿上了厚厚的铠甲。

"你是想住在临终关怀中心，还是留在这儿？"她问。

"我得告诉你多少次你才能明白，我还打算在一命呜呼之前再打一两轮高尔夫球。我们改天再谈这个吧！"吉姆皱起眉头，"你从格拉斯哥什么地方来的，简妮？"

三周后，我去狮门医院看望了吉姆和肖娜。肖娜打电话叫我来的。吉姆发热了，抗生素没有起作用，他都有点烧迷糊了。肺部也充血了，需要高流量吸氧。肖娜建议他去临终关怀中心，他拒绝了，但还是让她带自己去了急诊室。在为数不多的清醒时刻，他还说着要出去打九个洞。肖娜在电话里告诉我，吉姆仍然拒绝谈论死亡，也不愿拟定遗嘱。他拒绝签署"放弃急救同意书"，这意味着临终关怀中心不会收他。肖娜最终放弃了与吉姆坦诚交流的努力。我能看到她眼中的痛苦：她投降了，放弃了亲口告别的可能性。

我走进那张四床房，看见吉姆在窗边的床上睡着了。肖娜蜷缩在一把扶手椅里，尽量靠近床铺。

"坐在那边吧，简妮。"肖娜指着床另一边的椅子，"吉姆，简妮来了，那个来过家里的姑娘，你还记得吗？"她大声说，身子俯靠在他的左耳边上，但是吉姆一点儿反应都没有，也没有注意到我的存在。

"太可怕了。他一直狂躁不安，大喊大叫。昨天他的咆哮把孩子们吓跑了，于是我让他们回家休息。"她说，"最后护士问我要不要用镇静剂，可以让那些极度痛苦的人平静下来，我说：'来吧。'"我们说话的时候，吉姆还在睡觉。

"如果血氧含量太低，人们就会神志不清。作为一个苏格兰人，我想他表现出战斗本能也是正常的。"我说。我继续解释道，当生存受到威胁时，一个人会失控，靠本能做出反应：我们会战斗，逃跑，僵在原地或者投降。不断涌入静脉的镇静剂让吉姆投降了。在我去医院三天后，他与世长辞。

两周后，肖娜来我这里接受心理咨询时说："我猜他无法接受自己的死亡。这就是《死亡与垂死》那本书中所说的'否认'吗？"她问。

"老实说，肖娜，我不相信在走向死亡的过程中有'否认'这种东西，"我回答，"我认为吉姆选择把自己的思想和感情藏起来，不是出于恶意，而是出于对你的关心。他认为这会让你太难过。"

肖娜伸手握住了衬衣下的小十字架，用食指和拇指摩擦。

"他说要再去打高尔夫球时，我们好像都在演戏。我很生他的气，气他太胆小，也气他不跟我聊事实。"

我点了点头。"对他来说，说再见如此艰难，他可能太害怕了。"我说。

"除非喝了几品脱酒，那时他才算有些伤感。"她说，叹了口气，"我们没能说再见，我很难过。"她又叹气，"我想念那个固执的老家伙，真的想他。"

帕特：决定

"每个人都告诉我要继续战斗，永远不要放弃希望。"帕特说，她耸了耸瘦弱的肩膀，"死就是放弃希望吗？这真的是一种选择吗？我搞不清。"

在她地下室公寓的小客厅里，我们坐在窗户对面的双人沙发上，膝盖几乎碰到一起。四季常青的木兰从窗台上探出头来，上面的叶子是油亮的深绿色，下面是棕色。帕特热爱她的花园。她曾经拥有一家园艺公司，四十一岁第一次被诊断出患有一种罕见阑尾癌时，她开展了人生中第五个事业：在一家殡葬公司做电脑程序员。

"健康的人会告诉我不要放弃希望，他们在这个身体里活活试试！抗癌九年了，我从没想过自己能活到五十岁，而现在我已经五十一了。"帕特说，"是努力抗癌让我活了这么久，还是不管战不战斗，疾病都会这么发展呢？每个人都认为我所要做的就是加倍努力，这样我就能活得更久。我想我只是运气好，但现在时间不多了。"帕特垂下目光，思考着自己的问题。她抬起头，改变了话题："你在忙些什么？还在拯救像我这样的可怜人儿？你应该好好享受生活！"她笑了。

那天早些时候，帕特给我打了个电话。她之前决定接受手术，但一直在想要不要反悔，她想好好谈谈。我们已经相识六年了。第一次静修后，帕特成了卡兰尼什的一名志愿者，一有精力就去办公室帮忙。我们都很喜欢有她在身边工作：她活泼开朗，还有一种绝妙的幽默感。现在癌症压迫着她的脊柱，造成了难以忍受的疼痛，也让她双腿无力。走路变得很困难了，帕特得依靠家庭护工来帮忙洗澡、穿衣、做饭和打扫卫生。她一下子就没法独立生活了。

"家人朋友会认为是我做错了什么事才招来绝症吗？也许他们不想接受癌症的随机性，不想接受自己也有患癌的可能。"

帕特抬头看我，我点点头。

外科医生已经把手术预定好了，说可以通过手术切除脊柱附近的肿瘤。如果不做手术，不断增长的肿瘤有一半的可能性会摧毁她脊髓中的神经，让她腰部以下的身体瘫痪。切除肿瘤可以预防瘫痪，这样她会有六到十二个月的自由活动时间，直到癌症再次袭来，而且手术也可以减轻一点儿疼痛。这种策略的问题在于，在手术过程中，还有术后两到三个月的住院时间里，随时可能会出现危及生命的并发症。

"这算是什么选择？"帕特哼了一声，"实际上不管怎么选，我都没法再划皮艇了。糟透了，对吗？"她用余光看我。

我又点了点头。确实很糟糕。

20世纪80年代，我刚开始从事护理工作时，医生们常替病人做出这样的选择。他们知道让病人来选会带来巨大的心理负担，事后家人也常有"悔不当初"的压力。随着时代的进步，医学中家长式作风渐渐衰落，医疗决策的复杂程度不断增加，如今越来越多的病人面临这样的选择，但他们没有足够的知识做决定，也没有人帮助他们。

我环视了一下帕特住了八年的小套房。因为癌症和伴侣分手不久后，她搬到了这里。很多感情都承受不住癌症的考验。

朋友们上班时，那台又大又旧的电视机和一堆堆CD陪伴她度过漫长的日子。她最喜欢的周六夜生活是跟朋友去跳舞。房间里每一处都摆满了镶框照片，里面满是过去露营、登山、划皮划艇时的场景，一张张红润的面孔一看就是属于热爱户外旅行的人们。帕特占据了大多数照片里的中间位置，两边满是朋友们，她圆圆的脸上挂着顽皮的微笑。她把自己庞大的朋友圈称作"自己选择的家庭"。这些照片让房间里充满了过去的好时光，一种在未来无法重现的生活。

"我无法想象不做手术的情形，这就是问题所在。说'不'的感觉就像蜷缩起来等待死亡。说'是'则让人感到大胆而勇敢。尽管癌症转移了，我还是活了很久，所以对不少癌症病友来说，我已经成为了希望的象征。听起来很奇怪，但我不能让他们失望。"帕特用纸巾擤了擤鼻子。

"如果你不必再当英雄了呢？也许是时候放下你的剑，说你不能再扮演那个角色了。压力太大了。"我说。

帕特的肩膀耷拉下来，她叹了口气，低头看着老拖鞋下面灰色的旧地毯。

"也许你可以用另一种方式鼓励他们，"我接着说，"也许你可以让癌症病友们看看，投降是什么样子。我们并不一定要拒绝或是对抗死亡，接受也可以是一种优雅。"

帕特看着我的眼睛说："真是松了一口气！我终于可以翘辫子了！我知道我快死了。我可以继续假装不是，或者怀抱虚假的希望。但如果要对自己诚实，我知道不管有没有这个手术，我都要完蛋了。"

她拿起一盒瑞士莲巧克力，递给我一块。

"反正我快死了，可以尽情地吃巧克力了，对吧？"她说。我往嘴里塞了一块，一阵甜意袭来。

"反正你总是这样，不是吗？"我回答。

"手术是个巨大的未知数。我得靠朋友们来医院看望我，他们都很忙，我不想成为负担。"帕特眉头紧锁。

"如果他们想为你这么做呢？"我说。

"他们为什么要这样做呢？他们宁愿出去徒步旅行。"

"也许是因为他们爱你？"

"哦，是的，他们确实爱我。我想这就是你爱一个人的时候会做的事，不是吗？"

帕特正在研究投降是什么感觉：在家里离世，受到朋友们的照顾。她见过不少病友都是在自己家或临终关怀中心去世的：有些人有家人和朋友在身边，有些没有。支持帕特的人非常非常多。

她再次开口之前，我感觉到房间里的能量变了。

"但我仍然无法想象不做手术会怎么样！早上醒来第一件事就是试着移动我的腿。等待瘫痪是一种折磨。这样太吓人了。"帕特的声音变得更有力了。

"我得试试这个手术。这是我的天性，我永远都会选择接受挑战。你知道我的，简妮，千万别让我坐在这里等死，让别人给我换尿布和喂吃的。"她再次燃起行动的热情。

"我不能放弃，简妮，我得试试。你以为我四年前就不行了，不是吗？"她喜欢用自己的胜利来证明我当时看走眼了，"我给了你一个惊喜，也许我会再给一次！"

四年前，包括她肿瘤医生在内的所有人都认为帕特快不行了。她瘦得不到一百磅[①]，为了缓解恶心、减轻疼痛，她在姑息治疗中心进进出出。令所有人惊讶的是，她挺过来了，度过了四年的好时光，直到病情再次恶化。那时我学会了不要完全相信预后。

帕特继续说："我就知道那时命不该绝。我不知道我是怎么知道的，但就是知道。就像我知道这次大限将至，只是不确定何时而至，仅此而已。"

电话响了，打破了这个亲密空间。

"我回头再打给他们。"帕特现在活泼了不少，仿佛下定决

---

① 1 磅 = 0.4536 千克。

心后，这个决定给了她力量。

一次又一次，帕特的决心让我们惊叹。上个夏天，她答应和朋友们一起去教堂湖徒步旅行，因为她无法忍受再也见不到喀斯喀特的想法。她让五个朋友走在前面，因为她每走一步都快要喘不上气来，担心自己会耽误大家。帕特全凭意志和决心爬上了奎尼斯科山的山顶。那个夏天，她也回到了自己的皮艇上，最后一次环绕布罗肯群岛航行。讲起日落时分划船偶遇鲸鱼的故事时，她的眼睛闪闪发光。

关于手术的决策是帕特自己做的。面对这种生死攸关的决策，人们暴露了一切：性格，行为模式，恐惧和希望。没有正确答案，只有经过深思熟虑的问题。

我担心帕特手术的后果——要忍受术后疼痛，有可能感染，还要住院几周，还可能有其他严重并发症。她可能就交待在这里了。这种情况我以前见过太多了，有时我甚至想要回到没有发明这种可怕手术的年代，那就根本不用做这样的选择了。

"我得试试，简妮。"帕特的眼睛亮了起来，她下定了决心。

"我就知道你会搞定的，你总是这样。"我感觉自己的心碎了，眼后一股悲伤涌来——这不是我能决定的，"好吧，那就打给外科医生，看看你周四的预约还作不作数。"

"感谢上帝，终于决定了。"帕特说。她一下子苍老了很多。我们都筋疲力尽了。

我站起来准备离开，知道自己再见帕特就是她手术完几个小时后了。我俯身给了她一个拥抱。

"如果周四动手术记得给我打个电话，那天我会去看你的。"

"再次感谢你来看我。你是最棒的，但别忘了找点乐子，看在上帝的分上。"帕特转过身躺在双人沙发上，用双手把腿一条一条搬上来。我在她头下塞了一个垫子。她很快就会睡着的。

我走出厨房，经过挂在墙上的旧红皮艇，走进了明媚的10月天。屋前花园里，镶着草坪边的嚏根草已经发出了嫩芽，我希望1月份的时候帕特还能在这里看它们开花。

"简妮，"周三早上5点32分，我收到一条语音消息，"我改主意了。"

"出什么事了？"回电帕特时我问道。

"不计代价的生活不值得去争取。我几乎整晚都在纠结我的决定。我不想在医院里度过余生。我讨厌医院。到底是为了什么呢？癌症最终还是会把我带走的，我们都知道。也许瘫痪并不是最糟糕的情况。我有个坐轮椅的朋友，他一点也不自怜自弃，他只是继续生活罢了。在医院靠止痛泵和护士活着会更糟，"帕特说，"我可以好好地活到死。我想我甚至可以玩得很开心。我已经度过了额外的四年。事实上，这十一年都是我捡来的。第一次被确诊时，他们认为我只能活六个月。没什么可抱怨的了。"她滔滔不绝地说着，听起来很兴奋。

"我爱你，帕特。"我说。一股宽慰的暖流淌过我的心间。

拒绝手术两个月后，帕特身子太虚弱，只能坐在轮椅上了。不管怎样，她决定与我们卡兰尼什的工作人员和志愿者一起参加圣诞节的传统活动。那天是12月17日，我们计划在温哥华市中心的韦奇伍德酒店会面。这个舒适的酒吧节日氛围浓厚，装点着豪华天鹅绒红沙发和巨大的圣诞树，壁炉上的壁炉台挂着一串闪亮的小白灯。

帕特把黑色帽子拉下来盖住自己稀疏的灰黑色头发，皮夹克随意地盖住了一截黑色牛仔裤。从出租车后座的窗户往外看时，她的笑容和往常一样灿烂。

"你做到了！真高兴见到你！"我说。

"哈，你以为呢？去一个我永远都消费不起的地方喝一杯免费圣诞鸡尾酒？当然要来！"

静修会的两个人弯下身子，把帕特抬上轮椅。如果有人可以扶着她，她还可以站着。她已经三个星期没法走路了。

"请给我一杯莫吉托加一小杯朗姆酒，"帕特对服务员说，她通常不喝酒，"再来一个迷你披萨，上面放焦糖洋葱和山羊奶酪。"她看着我们，笑了。

"你们怎么都这么严肃？放轻松点，伙计们，这是我最后的晚餐。"

我们举起酒杯，帕特说了祝酒辞："敬健康。"

我们都笑了。

"有时候我真想知道自己做了那场手术会怎么样。"她轻声说，一瞬间有些后悔。现在死亡离她很近，足以熄灭生命的火花，她能感觉到它的存在。

两天后，帕特住进了临终关怀中心。又过了三天，她在白昼一次要睡好几个小时，不想要也不需要吃东西了。听到熟悉的声音，她会从睡梦中惊醒，蹦出几个字，或是几句俏皮话，像是"你们都在看什么？"或者"你没有更好的事要做吗？"然后便再次陷入昏睡。她日渐衰弱，也不再关心朋友、关心周围的世界。她试图抗争，但大势已定。多年来，帕特一直在练习投降的艺术。她不得不放弃生活中大部分她热爱的东西，接受身体机能一个一个丧失，甚至选择过程本身也为最终的屈服创造了条件。

她在2010年12月24日与世长辞。

她一向讨厌圣诞节。

乔治：拒绝死亡

乔治第一次被诊断出癌症时，他忙得顾不上生病。乔治四十多岁，白天是一名高中教师，晚上和周末则是忙碌的父亲和丈夫。结肠癌突如其来。他一直没有察觉，直到一天早上，他发现马桶里有几滴鲜红色的血。妻子珍妮特预约了家庭医生，坚持让他抽时间去检查为什么出血。

乔治从容地接受了患癌的消息。他知道自己必须做什么，做的时候也没什么怨言。他曾看着父亲经历肠癌。二十二年后，他七十岁的父亲身体"非常健康"。确诊后的六个月，经过十二轮化疗，乔治的癌症得到了缓解，生活也基本恢复正常，只是在肿瘤医生那儿接受检查的几天偶尔会让人担惊受怕。

三年后，乔治被诊断为结肠癌继发肝转移。最初几轮化疗过后，他不得不住院缓解疼痛、稳定症状，接受新的化疗方案。我被指派为主管他的护士。那时我在不列颠哥伦比亚省癌症中心才工作了一年，这对我来说是一个新角色。

在他住院的六个星期里，乔治和我谈了很多事。他是个心里有数的人，让我想起了自己的父亲。被诊断出癌症晚期后，父亲曾说希望自己过去能用更多时间投身创作，比如画画、写诗。父亲和乔治都选择把工作和家庭放在首位，总想着老了以后再追求自己的爱好。乔治和我父亲一样，都没能活到退休那几年，所以对那些没有实现的愿望永远无法释怀，就像一生中的很多希冀一样。

病人和护士之间最具启发性的对话往往发生在值夜班的时候。那时病房里比较安静，没什么可分心的东西，恐惧便会浮出水面。一天晚上，乔治告诉我化疗不起作用，肿瘤医生在那天下午给他提供了一个试验性的方案，要他在医院多待几个星期。她特意从制药公司订购了新药，只能出于人道主义给他用，因为像乔治这样没有参与临床试验的人是买不到这种药的。她估计药要四五天才能到。

"我不想这么做。"乔治平静而坚决地说，"珍妮特想让我这么做，但我知道这是行不通的。剩下的时间很宝贵，我不想被困在这家医院里度过余生。"

许多垂死之人慢慢地开始认识到，我们无法抗拒死亡，甚至无法阻止它一步一步逼近。试图牺牲尊严来延长生命对乔治来说毫无意义。他希望在生命的最后几个月里偃旗息鼓。一些家庭成员能接受他们所爱之人必将离去的现实，有些人则不能，他们会竭尽全力延续生命、抗拒死亡。放弃希望就好像意味着他们的爱退缩了，意味着背叛了永远相守的诺言。就像在战争中一样，人们不能选择投降。

"在这件事上和珍妮特争执一定很难。"我说，实际上我并不知道该说些什么。

像我和乔治这样的谈话中，言语往往起不了多大作用，幸好护士还有其他方式来关怀、安慰患者，比如身体接触。我常常想起弗洛伦斯·南丁格尔的话："我认为用语言表达感情是一种浪费。感情应该化为行动，行动会有所成。"

"你要不要来个后背按摩？"我问。上夜班时，我们经常问人们想不想做背部按摩，现在这在医院不是很常见了。分配来的病人超过了护士的管理能力，他们的主要工作变成了给病人服药和使用电脑。他们太忙了，没有足够的时间切身体味病人的疼痛。

"好的，我很乐意。珍妮特这些天不敢碰我，怕伤到我。没有爱人的抚摸太难过了。没什么预料，只是突然有一天，爱抚就这么停止了。"

乔治慢慢地向右侧翻身。我小心翼翼地把被子拉到乔治睡裤的边儿上。我很感激我这个职业的传承，它悠久的历史为我们提供了如此安全的亲密关系。乔治已经解开了睡衣，这样我就能很容易地把它从肩膀上脱下来。

我把注意力转向手上温热的乳液。我给很多背涂过乳液，这个背跟它们都不一样，它向我展示了死亡的模样。轻一点，再轻一点，我抚摸着背部松弛的皮肤，下面几乎没有肌肉支撑。我的手似乎知道该怎么做。

右手的手指顺着乔治脊柱突出的骨头一直向下，左手则按摩两边柔软的肌肉，每一个动作都想传达些什么。我的手想告诉乔治，不管他的身体里发生了什么，或者没有发生什么，他仍然是一个完整的人。老师、父亲、丈夫，接受与放弃，可触与不可及，都融入我们之间的空间。我想通过我的触摸告诉他，在生命的尽头，我们依然重要。

我听到乔治的呼吸变了。每一次呼吸的时间都比前一次长，每一次似乎都诉说着一种放手。

一阵低语传来："孩子们还需要你的时候，你怎么跟他们说再见呢？珍妮特会给他们找个新爸爸吗？我希望她能有个新丈夫，甚至希望他们也能有个新父亲，可是一想到有另一个男人在比赛时为他们加油，在回家的路上带他们去吃冰激凌，我就受不了。"

在这个阻力为零的地方，无法回答的问题幽幽降落。

我继续按摩，轻轻地揉着乔治后背萎缩的肌肉。尽管没有什么神奇的语言来安慰这颗破碎的心，我却感到出奇地平静。在正确的地方，用全身每一个细胞倾听，有节奏地轻揉他的背，我本能地知道这会有所帮助。

乔治继续说："我爱我的孩子们。我希望你能见见他们。本看起来更像我，杰西更像她妈妈。我想他们知道我快死了，但我们还没有直接说。我不知道该不该这么做，但我确实认为他们有权知道。放学后珍妮特会把他们带到这里。我每天都告诉他们我爱他们。我想他们会记住的。本说他长大后要当一名医生，这样就能找到治愈癌症的方法了。杰西只是想让我给她讲故事，就像她小的时候那样。她最喜欢的故事总是我编出来的。"

房间里的气氛突然变了。我们感到一种痛苦的温柔。面对一个在难解的困境中挣扎的人，我的内心非常平静，莫名觉得像在家里一样。

乔治闭上了眼睛。那天晚上要讲的话都说尽了。

我忘记了时间。微弱的光线从医院的脏窗户里透进来，很快就消失了，不过在远处，我能看到直升机停机坪上的明亮灯光，指引北方来的急救人员降落。我轻轻地给乔治盖好被单和淡粉色的棉毯，为了不吵醒他，没有帮他把睡衣穿回去。我记得自己希望医院里能有羽绒被，有柔软的羽毛枕头，能在角落里放一瓶野花。我把呼叫铃放在乔治够得着的地方，关了灯，想了想，又在他的脸颊上轻轻一吻。

那晚与乔治聊完后，我有四天的休息时间，每天都在想乔治，想他的决定。我还没学会在大脑中把工作和生活分开，学会在休息日不管不顾。我遇到的人都住在我的身体里，我带着他们一起生活，感觉就像我一直陪伴着他们。

回去工作时，有人给我交代了乔治的病情变化。即便如此，回来第一天走进病房，看到他在短短四天内就病得如此厉害，我还是吓坏了。他的皮肤变成了像蜡一样苍白的灰色，几乎没有反应，看上去就像快要死了一样。我开始工作，想让乔治舒服起来。我给他做了个缓慢的床上擦浴，换了一套睡衣。我需要另一位护士帮我给他翻身，因为他已经不能随意移动自己的身体了。我给他梳头，用电动剃刀剃掉下巴上前一天冒出来的胡楂。珍妮特很快就会来，我想让她知道乔治受到了很好的照顾。他良好的状态可能会让她相信，死亡没那么不可接受。

看见她之前，我已经感觉到了她的气场。她进来时，空气中瞬间充满了焦虑。"你今天会给乔治做化疗吗？"珍妮特问。

我的心一沉。我原以为既然乔治已经快要走了，就不会再考虑做化疗了。

"我不知道他今天要做化疗。我们出去说吧，我不在的时候都发生了什么？"我觉得最好不要当着乔治的面说这些，除非他自己选择参与谈话。

在护士站和被褥柜之间的走廊里，我们找到了一个比较安静的角落。

说话时，珍妮特身体的重心从一只脚摇到另一只脚。"为了孩子们，我们必须继续努力。乔治还年轻，他不能死，他需要继续战斗。医生同意我们再给他做一次化疗。"

"是乔治的决定吗？"我小心翼翼地问，知道这样做有风险。

"你可以看到，他现在不能自己决策了。他会希望我替他做出这样的决定。"她看着我，有些责怪的意味，好像我的问题冒犯了他们的婚姻。

我的心一沉。作为初级护理护士，那天给乔治做化疗的任务会被指派给我。作为乔治最亲近的人，珍妮特现在是代替他做决定的人。

有时候，我希望自己在职业生涯早期能有足够的经验应付这样的场景，我会走到珍妮特身边，碰碰她的手臂，温柔地直视她的眼睛，问她是不是害怕发生在乔治身上的事，害怕自己的生活会发生变化。我那颗属于年轻护士的心怦怦直跳。我害怕她。也许开新化疗处方的肿瘤医生也害怕她，不知道该如何告诉她，再做化疗也是徒劳，因为她的丈夫马上就要不行了。

我想鼓起勇气说：这太难了，珍妮特，我很抱歉发生了这样的事，对你和乔治还有孩子们来说都太难过了。再做治疗没有意义。我希望它能起效，但这是不可能的。乔治需要你倾听他的心声，他已经受够了战斗。他没有放弃，他只是知道自己已经到了路的尽头。在这段旅程中，他也需要你陪在他身边，而不仅仅是陪他战斗。我知道你能做到。孩子们也需要你帮助他们接受事实。

也许那时珍妮特会心软下来，陷入投降带来的宽慰。然而，我既没有信念也没有勇气向珍妮特说出这些，更没有勇气就这样走开。

道德感带来的煎熬在我的胃里翻腾，让我焦躁不安。我难以开口，想说的话咽在了嘴里。

"周六晚上，我和乔治聊了聊他的治疗，聊了很久，"我试图解释。"我能跟你讲一下吗？"我问。

"当然，但这是在浪费时间，现在每分每秒都很重要。如果他还有机会活命的话，我们必须对那些癌细胞发起猛攻。"珍妮特回头看了看化疗准备室。也许她希望那里会随时出现一个有着乔治名字的输液袋。

我感到我想说的话在身边飘过，被我的恐惧和珍妮特的恐惧打散了，全都混在一起。

她匆匆向护理站走去，我听到高跟鞋踏在医院油毯上嗒嗒作响——这是害怕说再见的声音。

一个想法开始从心里萌发，就像一个秘密被真言照亮。我必须尊重几天前和乔治的谈话。他曾告诉过我，他累了，试验性化疗奏效的可能性微乎其微。他知道死亡就在眼前，是时候放手了。

走向护士长办公室时，我的心怦怦直跳，手心也在冒汗。我必须说说这事，即使另一种选择诱惑着我：我可以继续给乔治化疗，就像其他日子一样。为什么这么小题大做？

我和护士长琼关系很好。走进房间时，她正坐在办公桌前。

"有空聊聊吗？我能把门关上吗？"我问。

"当然，怎么啦？"她转过椅子，看着我的眼睛。琼是那种可以给人信心的护士长。不管发生什么危机，她都知道该怎么做。她的白色短发上抹了发胶，做成根根分明的造型，似乎在强调她的能力。

"乔治今天要做化疗。我认为他不该这样。"我想我还是直说比较好。

"为什么呢？"琼关切地看着我。

"乔治在周六晚上告诉我，他已经不想再接受治疗了，他受够了，他知道自己快死了。今天他几乎没有意识，也绝对没有能力自己做出这个决定。一定是珍妮特替他做了决定，她肯定想要抓住最后一丝希望。"我抑制住泪水，紧张感在喉咙里灼烧。

"你跟珍妮特谈过你的想法吗？"琼问。

"我试过，但没法往下谈，她觉得现在是她做决定的时候了。"我感到愤怒代替了眼泪。

"这的确该由珍妮特来决定，简妮。"她温柔地说。

我感到乔治没有可能按自己的意愿放弃治疗了，我自己的勇气也在溜走。我发现自己在寻找古布上的一块碎片，它总把生与死紧紧包裹在一起。接受爱人会死的事实会让我们直面生命的无常，直面我们的孤独。战斗到最后一刻会让我们过早分别，也让我们无法认真地道别。我知道珍妮特被困在了囚笼之中，我的能力和这个医疗系统都无法帮她解困。

意识到琼是对的，我的怒气消失了。作为他的妻子，她有权利为乔治做决定，就算没有我的支持。我下了决心，这份宽慰取代了愤怒。我知道我该怎么做了。

"琼，我做不到。"我声音柔和，但没有商量的余地。

琼用余光看我。"什么意思？"

"我必须尊重和乔治的那场谈话。他不想再做化疗了。我不想当今天给他做化疗的人。"

"让玛丽给乔治做化疗，你回家休息休息吧。你看起来很累，我们明天再谈。"她说，声音里充满了疲倦。

我转身准备离去。"谢谢，我会的。"我说。

走过乔治的病房时，门开着，我停了下来，想看看会不会遇到珍妮特。

"她去买咖啡了。"病区接待员说。她很可能偷听到了我和珍妮特在走廊角落里的对话。她冲我微笑，我确信自己有了一个同盟。

我快步走到床边。乔治闻起来好像已经死去了，发出一股熟悉的腐臭味。他的呼吸声很响，我能听到喉咙后部分泌物发出的噼啪声。他的咳嗽反射太弱了，没法把这些分泌物咳出来。我知道，尽管已经陷入沉睡，听觉也是最后才会消失的感官，他很可能听得到人们在他面前所说的一切。

"乔治，保重。"我低声说。这话不对，但我没有直接告别的勇气，"我只是想让你知道，我听到你那天晚上说想放弃治疗的话了。珍妮特肯定是害怕生活在没有你的世界里，所以她想替你决定继续战斗。今天护士玛丽会给你做化疗。就当是为了珍妮特吧，也许你会愿意。我不能给你做化疗，因为我知道这不是你想要的。"我用手背抚摸着他的脸颊，乔治轻轻地动了动身子。

"再见，乔治。"我低声说着，头也不回地溜出了房间。冲进街道明亮的阳光里，我感觉和自己的命运擦身而过。我意识到，一种全然不同的疗愈在召唤着我。

治愈受伤的心

痛苦很重要：我们逃避它的
方式，我们向它屈服的方
式，我们应对它的方式，我
们超越它的方式。

——奥德丽·罗德

对许多人来说，为了最终与死亡妥协，他们总还有一件事想做：哀悼自己一生中无人陪伴的悲伤；向过去的伤害倾泻怒火；试着原谅自己，原谅别人，至少接受已经发生的事实；消除恐惧，放下忧虑；与家人和朋友告别；留下一笔遗产。

选择向死亡敞开心扉，意味着我们要接受必然会出现的各种情绪，比如悲伤、遗憾、愤怒、失望、自责、内疚、嫉妒、爱、平和等等。有勇气打开心扉承受这些感情，让我们有可能在离世前获得深层次的治愈。把痛苦向一群不会品头论足的倾听者讲述，可以让我们融入有归属感的集体，不再孤独。

我见过人们在死前为获得自由而努力，还有人做足了准备，只为安顿好留在世上的亲人。这些行动深深打动了我。我看到早年的丧亲之痛成为催化剂，帮助人们过上有意义的生活，这也是治愈的过程。

第一次见到内奥米是在她十三岁的时候。我们在门口握手时，她那双蓝色的大眼睛深深地吸引了我。她真正的自己安全地躲在那双眼睛后面，这并不奇怪，毕竟她的母亲很快要因为卵巢癌而离世了。

这次家庭会议是由内奥米的母亲塔玛安排的，她想和她的丈夫以及三个孩子谈谈彼此的未来。一个垂死之人以这种方式安顿家人，我觉得这种行为充满了伟大的爱与勇气。可以理解，很多人会逃避如此令人痛苦的谈话。整个会议过程中，内奥米一直很安静：人在现场，神游天外。她的哥哥姐姐和爸爸妈妈说了哭，哭了说。他们在做准备。

我和内奥米第二次见面是在十年后，她突然给我打了个电话。

"嘿，简妮，不知道你还记得我吗？"她说，声音明亮而温暖。

"我当然记得你。"我说。我跟她的父亲和哥哥姐姐仍不时见面，听说过一些关于她的事，但我常想了解内奥米丧母之后的情况。

"我在哥伦比亚大学医学院读一年级，"她说，"我们有一个六周的弹性课程，我可以自己决定学什么。我想知道能不能跟你待在一起，向你学习那些可以帮助癌症患者和家人的非医学方法。在医学院他们不会教我这些东西。"内奥米的词句激动地蹦出来。她在二十三岁的时候就找到了自己的声音，我能从她的嗓音中听出自信。

"当然，我很愿意你来卡兰尼什。"我说，眼睛里盈满了惊讶的泪水。我能感觉到她妈妈对女儿的骄傲，隔空与我对她的骄傲相遇。

内奥米告诉我，妈妈病重时，她每天晚上都会一个人离开家，边走边哭，边哭边走，不知道为什么没人在深夜拦下一个哭泣的十三岁女孩，问她需不需要帮助。直到有一天一位老人和蔼地问道："亲爱的，一切都还好吧？"内奥米告诉这个男人，她很好，尽管这不是事实。她当时没法跟任何人讲她母亲的事，更别说是陌生人了。在与她提到那个男人建立羁绊的一刻，感激之情如潮水般涌上心头——这个人不知道她的故事就给予了片刻关心。

内奥米告诉我，她的母亲为三个孩子都录制了录音带，还写了一份道德遗嘱供他们在日后观看。母亲的智慧引导着她做出了迄今为止人生中每一个艰难的决定。

她的母亲在日记中写道："将我如何为人作为遗产，在未来的生活中给予他们指引，让他们在人生旅途中拥抱善良、慷慨与爱。"

内奥米在卡兰尼什花了六周与父母们谈论给孩子留下遗产的重要性。她母亲留下的遗产帮助了很多父母和他们的孩子。

离世前，人们会努力安顿自己的情感与精神以重获自由，"治愈受伤的心"中的四个故事，就描述了人们在做这些事时所需要的勇气和力量。

贝拉：修补灵魂

"我的灵魂有个洞，"当我问贝拉为什么来静修时，她这样说道，"从我记事起就一直是这样。"

那是11月一个晴朗而凉爽的下午，贝拉的车停在了静修中心的停车场。把她的行李从SUV后备厢里拖出来时，我闻到一股烟味，那时她正从后排座椅上拾掇不少小件行李。她患的是转移性癌症，戒烟已经没什么意义了。她穿着毛皮衬里的冬靴，黑色外套几乎垂到脚踝，银耳环垂到衣领上。

"你永远不知道自己可能需要什么。"看着那辆超载的行李车，她抱歉地笑了笑，"从来没有到过这样的地方，不知道是不是我的菜。"

我想贝拉一定花了很大的勇气才走出舒适区来静修。这里的静修者和工作人员她一个都不认识，而且她从未有过静修的经历。我常常在想，有些人，像贝拉，是不是会在需要疗愈时，响应内心深处的召唤而来——也许有人会说，是灵魂的呼唤。通常只有在静修结束后，他们才能了解其中的含义。

我们在横跨小溪的宽阔人行道上漫步。秋雨过后水位涨得很高，水流湍急。

"这儿挺好，"她说，"也许一切都会好起来的。"她用余光看我。

我点了点头："我想会的。"

主屋楼上有六间客房，我们并排坐在其中一间的大床上。贝拉的目光短暂落在床头柜上那束插在花瓶里的淡粉色百合和白色非洲菊上，还有一张夹在蓬松枕头和羽绒被之间的手工卡片，上面写着"欢迎来到卡兰尼什静修会"。

"这个文件夹里有一周的日程安排，还有组员和辅导员团队的介绍。"我说着打开了封面上印有贝拉名字的深蓝色文件夹。

"好的。"她一面低声说，一面摘下眼镜，她在哭，"经历了这么多，能来到这里是一种解脱。独自生活太难了，没人给你倒杯茶，也没有人鼓励你振作起来，家里只有我和我的小猫，我太孤独了。"她从床头柜上的盒子里抽出纸巾擦了擦眼。

过了一会儿，贝拉镇定下来继续说："上个月肿瘤医生告诉我，乳腺癌已经扩散到肝脏了。我的第一个念头是我要死了，但我还没有真正地活过。死亡不会吓倒我，但如果人生是一个彻头彻尾的假象就太吓人了。我给自己一个星期的时间来搞清楚活着这件事，你觉得我能做到吗？"

"嗯，让我们试一试吧。"我说着碰了碰她的肩膀，好像坚定了她的决心。

我起身要走，留下她收拾行李。"5点半的时候，大家会在楼下见个面，互相介绍一下。到时候见好吗？"我说。贝拉的疗愈之旅已经开始了。

我们的一名团队成员正在欢迎另一位静修者，他低沉的嗓音从走廊传来。洋葱和大蒜的味道宣告晚餐已经开始。其他新来的人住进了一套有五间卧室的房子，沿着木制的小路走几分钟就到了，对面是小溪跟热水浴。到达大约一小时后，这些静修者聚在休息室里参加欢迎会，在晚餐前重温了日程表，还有后勤和工作人员的介绍。

共进静修会的第一顿晚餐时，餐厅里很安静，只有在两个人试图寻找共同点时会偶尔传来低声交谈。而最后一顿饭过后，人们已经相互了解，放下包袱，房间里就会响起叽叽喳喳的欢声笑语。我期待着那一天。

晚餐后，静修者分享了他们与癌症的故事。说长说短都欢迎，从患病之路的哪个地方开始也都好。我们鼓励他们倾听，不用语言做任何回应，也不应打断别人。一个人说完后，另一个人开始分享前要稍作停顿。在一个安静的圈子里清楚地讲完一个故事，可以让说话者感受到强烈的安全感，无论他多么脆弱。在这个空间里，表达没有负担，疗愈已经开始。

火在河石炉里噼里啪啦地燃烧，阵风吹打着玻璃窗。冬天还没有完全到来，外面的地面上已经覆了一层薄薄的雪。

大家都讲述了第一次听到"你得了癌症"这句话时的感受。他们描述了艰辛的手术化疗和放疗过程，分享了恐惧、悲伤、愤怒和对未来的迷茫。过去的生活支离破碎，新的生活面目全非。

他们希望找到方法来哀悼自己的损失，安置自己的愤怒，还要学会生活在不确定中，这样他们才有可能再次找到快乐。

有些人讲起故事滔滔不绝，文如泉涌，字字句句渴望着落入温暖的关怀里。因为别人的坦诚，深藏在记忆里的细节也冒了出来。有些故事短小而灼人。癌症复发会使生命过早戛然而止，未来的计划也会因为岁月而告终。孩子们会失去父母，他们也永远不知道尚未出生的孙辈会是什么模样。

另一些人则想要探个究竟，问一些没有答案的问题：为什么是我？为什么是现在？还要撑多久？他们努力去理解本不该以这种方式展开的生活。大家等待说话人继续时，人们可以突然哭得痛彻心扉，或者决定保持沉默。

接着，贝拉向大家坦诚，她没有接受静修中心的接车服务，而是开着自己的车来到这里，因为她觉得万一自己要逃跑，有车会比较方便。大家听了以后都友善地笑了。

第三天早上，话题转移到了父母身上。这八个人都度过了艰难的童年，这方面有很多共同点。讲起父母如何抚养他们长大，每个人的故事里都有忽视、虐待、酗酒和自杀的情节。他们说自己当年是如此害怕，如此孤独，如此叛逆，如此疏离，希望能永远忘掉童年。他们渴望释怀痛苦的记忆，这样才能毫无负担地度过最后或长或短的人生。

贝拉的人生一开始就很艰难。父亲在她九岁时自杀了。她记得自己一觉醒来，母亲就告诉她说父亲在夜里意外去世了。没有人再提起过这件事。在他去世两年后，贝拉的母亲嫁给了约翰，一个暴虐成性的男人。十一岁的贝拉别无选择，只能和妈妈与继父住在一起。

创伤性记忆开始浮现，贝拉小心翼翼地斟酌自己的用词："这个房间太美丽了，我没法在这里跟你们描述那种邪恶。他不值得我们费心。"她的嘴唇紧紧地抿成一条缝，似乎是为了阻止那些想要钻出来的音节，不让它们破坏这里的氛围。

一头扎进过去的阴影之后，午餐休息时间便很受欢迎了。静修小组和工作人员们缓步返回小屋，小径两旁的树木让我们的情绪稳定了下来。呼吸着初冬寒冷的山风，我们从回忆中抽身，回到了现在。

午餐桌上放着罗宋汤和新鲜的苏打面包，还有点缀着蔓越莓干和南瓜籽的菠菜沙拉。贝拉似乎没什么胃口，只是摆弄着盘子里的菠菜叶子。

静修中心有一间横跨在小溪上的木屋，我们把它改造成了用来静修的艺术工作室，从房间里可以听到小溪潺潺的流水声。屋里有好几扇大窗户，其中一扇映着白杨光秃秃的树枝和白色的树皮，而从对面的窗户望去，能看到小溪一直蜿蜒流过小桥，两边都是雪莓丛。

在治愈的过程中，自然扮演着重要角色。它让人们的意识从强烈的个人体验转变成更加普遍，甚至是更普世的现实。拥有更宏观的视角，人们就能少一些孤独，多一些与世界的羁绊。

黄昏时分，在静修艺术治疗师格雷琴和另外两名工作人员的陪伴下，静修者们围坐在艺术桌旁。每个静修者前面的方形纸板上都放着两大块黏土，每一块都正好可以一掌握住。

　　格雷琴的声音温柔而鼓舞人心："大家可以闭上眼睛把手放在黏土上。注意手中这些小泥块的清凉感。几个世纪以来，世界各地的人都会用手处理黏土。他们把黏土设计成小玩意儿、小符号，用来装饰，用来玩，用来穿戴，甚至用来崇拜。今天下午，我们将用黏土来帮助我们了解自己与父母之间的复杂关系。"

　　艺术治疗师的重要技能之一就是让人放松。在年轻时，很多人没被鼓励过去创造，也有人因为相信自己没有艺术才能而羞愧。

　　"不要去想着做什么具体的东西，用双手凭借本能去创造。"桌子边的人们对着黏土或推或滚，或捏或刻，好像有什么东西或是什么人在告诉他们该怎么做。有些人闭着眼睛，另一些人则聚精会神地盯着黏土。随着双手的动作，黏土开始成形。

　　贝拉把一块黏土推开，慢慢用右手在桌子上卷另一块，来来回回，反反复复，转成了一个大约六英寸长的圆柱体。制作的过程中，她的眉头越皱越深。

　　一位女子做出了一堆弹子大小的泥球，每一颗都小心翼翼地用掌心搓成形。另一个人则有节奏地用两只手指的指腹抚平表面，做了一个手掌大小的扁平心脏。轻柔的琴声飘荡在房间里，来自我们的静修音乐家玛丽莉斯，即兴创作的轻快节奏反映了当下的情绪，可以帮助人们集中注意力。

贝拉突然急切地站了起来，走到摆满了绘画用品的桌子旁——这里有颜料、布料和纸张。她在一堆碎布中翻找，然后拿起一把剪刀，把一些粗糙的棕色布料剪成八英寸大小的方块。开始用粗麻布包裹住那根圆柱体黏土时，她的脸上露出了笑容。

　　"这样我就不用亲手碰他了。"她低声对我说。贝拉从线轴上剪下几英尺长的绳子，从上到下缠绕在裹着布的黏土上。她缠绕的动作越来越有力，一圈又一圈，直到还有三英尺长的绳子悬在地板上。突然，她把那个东西推到桌子中间，不再看他了，目光转向用来擦手的湿纸巾。她已经完成了。

　　等大家都停下了手中的活儿，格雷琴便让人们自愿谈谈自己的经历。轮到贝拉时，她说她还没准备好开口。大家都点了点头，表示会尊重她的隐私。人们离开房间去吃饭时，贝拉留了下来。

　　"就是他！他在这里，现在我得对他做点什么，可能会很恐怖噢。"她说，望着格雷琴和我，脸上写满了报复。那个多年来一直在虐待她的男人第一次出现在她的掌控之下。

　　"如果接下来需要我们的帮助，请尽管开口。"格雷琴说。她轻轻地碰了碰贝拉的肩膀，"慢慢想吧，也许答案会在今晚的梦中出现。"

　　贝拉点点头："他至少得等我吃过晚饭，也许再等我睡个好觉。我要把他塞进桌子底下的黑暗角落，让他自己去思考人生。"她的声音很清晰。现在她是掌事人了。

　　第二天早上，贝拉问静修朋友们愿不愿意当她处理生活中消极力量的见证人。她需要找回被黑暗笼罩的那片灵魂。她问大家要不要陪她在心灵小径上寻找合适的处刑地点。这群人穿上靴子、围巾和冬装夹克，和贝拉一起沿着河边小路向森林进发。贝拉不想穿靴子，只穿了一双金色的人字拖，涂成彩色的趾甲露了出来，似乎在藐视冬天。

那根粗麻布包裹的泥柱在贝拉身边摇晃着，几乎奄拉到了地上。贝拉戴着手套的右手紧紧攥住棕色的线头，左手拿着一把铲子。走了大约十分钟后，贝拉停了下来，望了望小路左边的森林。"这片沼泽看上去很完美。"她宣布。潮湿的泥土里零星分布着几棵臭菘。

"从见到他的那一刻起，我就想把这浑蛋给埋了。他死后确实下葬了，不过我没有去参加他的葬礼。所以现在在你们的帮助下，我要把自己从黑暗力量中解放出来。但首先，我要拖着他走过这个脏水潭！"贝拉大步走到一潭臭水前，慢慢地把泥块沉到黑暗里。她来回拖了几次，最后才把它拽出来放到岸边。现在她玩得很开心。

"好了，你要彻底完蛋了。"她把他推到一边，开始在黑土里挖洞。她做这项工作时充满了活力，我对此感到非常惊讶。挖到一英尺深的时候，她气喘吁吁地说："算了吧，你不值得我们再花一秒钟了。"她直接冲躺在洞边的泥柱说话。

贝拉捡起绳子的一端，冷漠地把泥柱扔进洞里，迅速铲了一堆土盖上了那个洞，没有往里面再看一眼。

"现在是大结局了。"她抬头看了看站在路边的那十二个见证人，扔下铁锹，跳了几英尺那么高，然后双脚重重地落在刚被泥土覆盖的小坑上。她金色的人字拖陷进了黑黑的泥土里。

"太好了。"她拍掉了手上的泥土，转过身来面对新朋友们，脸上满是宽慰的泪痕。

"我的灵魂说谢谢你们。"她说。

六个月后，贝拉告诉我，她的灵魂之洞已经补好了。她还不能完全相信自己可以做到，但已经开始想象一种更光明的生活，不管它能持续多久。静修的两年后，贝拉选择在离家不远的一家临终关怀医院度过人生最后的几周。她的姐妹有机会就带着她的猫来看她。我敲响私人病房的房门时，她热忱地回应："有胆量就进来吧，我不咬人。"我意识到这可能是我最后一次见贝拉。

她没有穿医院制服，而是身着一件长及脚踝的睡衣，上面有墨黑、蓝绿和深红三种颜色，还搭配了一件蓝绿色的开襟羊毛衫，嘴唇因为唇膏而亮晶晶的。经历了最近也是最后一轮化疗后，她的头发稀疏了很多，苍白的皮肤呈现出半透明的样子，说明血液中缺乏血红蛋白。贝拉问我们能不能一起去外面走走，这是她不用依赖于人的最后一搏，也可能是她最后一次抽烟。

"能让我挽着你的胳膊吗？"我问。

"好吧，如果这能让你感觉好些的话。"因为没有肌肉支撑，我能感觉到她胳膊下柔软的皮肤空荡荡地挂在骨头上。我们慢慢走过通往中庭的那扇紧闭的大门，里面有舒适的休息室，可供家人们坐着共度时间。我推开沉重的前门，感到新鲜空气扑面而来。贝拉想带我去看看花园，那里有夏末的紫菀和黑眼苏珊，多年生的花草围绕着一个被精心照料的草坪。那年夏天她身体不好，没法亲自照料自己的花园。

9月的阳光不盛，但是坐在日本枫树下的木凳上还是很暖和的。贝拉问其他的静修友人和工作人员的近况，我一一讲给她听。贝拉对大家依然很关心，没有失去兴趣。我放松下来，和她开始了一段对话，感觉就像她走后很久我们还会继续一样。

"你的内心平静下来了吗？"我问，"你准备好迎接未知了吗？"

"是的，简妮，我准备好离开了，所有对灵魂的探索都得到了回报。我未竟的事业完成了，至少这一辈子是够了。我的灵魂已经为下一次旅行做好了准备。"贝拉握住了我的手。

"你灵魂上的洞补得怎么样？"我问。

"你觉得呢？"贝拉笑道。

"我想你在静修期间做的努力得到了回报。"我说。

贝拉点点头："我觉得自己找回了丢失已久的一部分自我。感谢你们所有人，这个洞补上了。我好希望十几年前就知道该怎么做，但好歹在我死前领悟了。"她咯咯地笑着，用穿着黑色麂皮芭蕾拖鞋的脚尖把烟头踩灭，然后慢慢地伸手捡了起来。"我还在对别人假装自己不抽烟。"她一边说，一边把烟蒂塞进自己的羊毛衫口袋里。

一股暖流充满了胸膛，我把它理解为深深的感激，还有彼此关系的圆满。我们共同的工作已经完成，我充满希望——有的人相信，他们所害怕的东西已经成了身体的一部分，自己永远无法释怀，但我知道他们仍有希望。贝拉向我证明了我们有重获自由的可能。

安妮莉丝：释怀

　　安妮莉丝自己也不知道为什么，离家去静修的前几分钟，她从梳妆台上抓起那瓶土。最近一次去维尔茨堡时，她从母亲坟前带了一把土回家。她的母亲于1971年去世，享年三十四岁，当时安妮莉丝只有六岁。

　　"过一段时间，坟墓就会被别人占用了。"她告诉我，"除非你继续支付租金，不然就会有其他人的身体被埋在上面。不知道我妈会不会喜欢叫什么卡尔·施密特的陌生人被埋在她上面。"她停顿了一下，"但话说回来，根据我对妈妈的了解，她说不定也能接受。"安妮莉丝沙哑的笑声很有感染力。

　　11月的灰色薄云带来的雨停了，远处的黑牙山上空露出了一道蓝天。安妮莉丝的静修同伴们聚在草地旁边，一条宽阔的小溪蜿蜒流过，他们见证了一场安妮莉丝在四十三年前不被允许参加的葬礼。安妮莉丝也将直面自己的死亡。她患有转移性乳腺癌，而她母亲正是死于这种疾病。

　　在那个寒冷的冬日早晨，静修者和工作人员聚在河沿上，愿意支持安妮莉丝结束她生命中的一个章节。每次看到人们自发地帮助别人疗愈，我总是充满希望。也许我们无法独自治愈自己，彼此的羁绊才是良药。

静修的第一天，她开着一辆老式庞蒂亚克牌的"阳光行者"快速驶入停车场，排气消声器里冒出蓝色的烟雾。前排的乘客座位被拆掉了，只为给她的生活伴侣们腾出空间：墨菲，十三岁的拉布拉多犬；还有伊迪，拉布拉多和比特杂交犬。静修之前，她最担心的就是不知道找谁来照看她的狗狗和纯种马梅克西。下车时，安妮莉丝拉下红色丝绒帽盖住了耳朵。在冬天，没有头发保暖让寒冷更磨人了。

"这段路真够劲儿！"她说，"九个小时车程！肿瘤医生说我应该来静修，我相信她，所以我来了！顺便说一下，叫我Ahnna-Leece。这是德语的叫法。"

我推着她那只用旧了的行李箱走过木桥，指给她看右边的热水浴池，还有左边的艺术小屋。

十二年了，我们每一季静修都要到酿酒溪中心来，这里有十二英亩①古老的道格拉斯冷杉、大叶枫树和雪松，小屋就坐落在山林间。五千年前，还没被殖民统治时，这里是斯夸米什族的家园。我们的克里族朋友莫琳——工作团队的常客——感觉到了祖先们在这片土地上的存在。她每天晚上都祈祷，感谢他们还在，还求他们帮助病人在静修时疗愈。

---

① 1英亩 ≈ 4046.86 平方米。

从前门进入小屋时，迎接我和安妮莉丝的是噼啪的炉火。

"欢迎来卡兰尼什，你这一周的家。"我说。

安妮莉丝的嘴角上露出一丝苦笑："有人告诉我，静修是件苦差事。是你说的吧？"

"也许吧。"我说，"我向你保证，这是值得的。"举办过六十八周静修后，我对这个过程有了一些信心。

晚餐后，十八个人坐在客厅壁炉旁，其中有十名员工，包括负责静修的工作人员和厨房团队，他们每天晚上都加入这个小组。安妮莉丝是八个静修者中第一个讲述自己故事的人。

她开门见山："我还没准备好死。四十九岁就死太早了。我已经比我妈妈多活了十五年。她死于跟我一样的癌症，但我必须面对的是愤怒。自从祖母告诉我妈妈去世的那天起，我就一直很生气，这让我哭不出来。"安妮莉丝看着陌生人的脸。

我一边听她说话，一边想着，很多人会把痛苦的经历搁置起来，留待以后再做处理。但过去总是想要得到安置，就像我们走过书架时，那些还没看完的书会对我们发出召唤一样。也许拖延会助长我们可能不会死去的幻想。

二十五岁左右，安妮莉丝移民到加拿大做保姆。后来她获得了永久居住权，进入大学学习心理学。

"我搬到坎卢普斯是为了找一份好工作，但癌症复发后，我不得不离开。我本希望在事业上大展宏图。癌症改变了一切，这很难接受。"安妮莉丝挨个儿看着身边的一圈人，就像一个孩子在从新朋友那里寻求安慰。

然后故事从口中蹦了出来。"妈妈死后，姑姑搬来帮助我爸爸，他们恨死对方了。我觉得自己像被抛弃的孩子：爸爸更喜欢哥哥，而姑姑更喜欢弟弟。"她向大家讲述着，回忆涌上心头。

"没想过会在这里谈论这些，但我感觉很好。谢谢你们的倾听。"她说着，匆匆从回忆中抽身。一双大手紧紧缠在一起，仿佛警告她：你说得够多了，占的时间太多了。

第二天下午，在旅馆楼上一间空闲卧室里，安妮莉丝盘腿坐在床上，后背靠着两个枕头。我坐在一张木椅上，双脚靠着弹簧床垫。

下午4点半，冬阳落下了。安妮莉丝坐在窗前，暮色正浓，夜晚将至。

我向前倾身。"我喜欢在静修期间跟每个人都单独聊一个小时左右，如果你有什么想说的，现在是个好时机。"我说。

安妮莉丝犹豫地笑了。"我该拿这些怒气怎么办呢？简直要了我的命，"她说，"字面意思。"

"愤怒在你身体里是什么感觉？"我问。

"胸部承受着巨大的压力，几乎要爆发了。"

"你爆发过吗？"

"不，我只是动个不停。我从来不会坐着不动。我想我害怕停下来。"她那双锐利的蓝眼睛凝视着我。

"愤怒之下常常藏着恐惧和悲伤，"我说，"你在怕什么呢？"

"我从记事起就一直很害怕。我害怕僵尸，害怕那些在夜里威胁要杀了我的行尸走肉。我小时候都不敢睡觉。我现在还怕僵尸。"

我直击那份恐惧掩盖之下的东西："跟我说说你妈妈吧。"

"她美极了，每个人都这么说。她和我一样高，乌黑发亮的头发从前额梳起，就像很多四十岁左右的人那样。她有一双漆黑的眼睛，一个高贵的鼻子，跟我一样。"她转过头给我看她的侧脸，"她总是笑得很开心，人见人爱。我知道她很喜欢我们。"陷入回忆时，安妮莉丝的脸上露出喜色。

"你听起来像是在描述你自己，当然，头发除外。"我说，她应该能听懂这句俏皮话。

"我想我很像她。"她笑着说，"为什么一个家庭要在妈妈生病时把孩子送走？我觉得自己像是受到了惩罚。"安妮莉丝抬头看着我，抛出一个新信息，期待着我的回应。

"也许他们只是想保护你不受伤害，并不是惩罚你。"

"不受谁的伤害？"

"让你不要看到妈妈受那么大的苦。"

"也许吧，但我的兄弟都可以留下来。为什么他们不需要保护？我总感觉他们恨我。"她说，"即使在她去世后我回到家，我也有这种感觉。"

她脸上流露出很久以前遭受打击的痕迹。她脸上的肌肉、颧骨上紧绷的皮肤、那双饱经风霜的眼里露出的断然目光，都表现出一种经过痛苦的僵硬。

"你妈妈去世了，我很难过。"我说，"她错过了这么多，没法看到今天的你，没法知道你在生活中取得了多大的成就。"

安妮莉丝那双眉笔画的眉毛惊讶地扬起。"从来没人对我这样说过。幼儿园的修女们说我是鬼胎，妈妈生病都是我的错，她会因我而死。"

不管听过多少次，童年被虐待的经历都残酷得令我震惊。对每一个治疗师或咨询师来说，难点不是对这些故事免疫，而是每次都要像第一次听到它们一样。我们也不该问太多细节，试图理解这些可怕的事情是如何发生的。问题意味着怀疑，会打断对方的情感。

此时，我的第一反应脱口而出："这太可怕了，他们绝对不应该这么对你，你只是个小女孩。难怪你觉得大家都恨你。"

内疚深深地扎根在安妮莉丝内心。她觉得自己该对母亲的死负责，只有一个人能帮她解脱。

"想象一下妈妈就在我们身边可以么？"我问。

"好啊。"她说。

"有时候我们从没想过和逝者对话。你能想想，如果你妈妈今天就在这里，她会对你说些什么吗？"

安妮莉丝停了一小会儿，等着妈妈的声音。

"亲爱的，这不是你的错。我的死不是任何人的错。是癌症使我远离了你。如果可以继续当你的母亲，我愿意付出一切，在所不惜。"说起母语，安妮莉丝口中的每一个词都散发出细腻的柔情。

"现在用英语，"她说，"为了让你明白。"她又用英语说了一遍。一颗泪珠悬在安妮莉丝的鼻尖上。过了几秒钟，她伸手去拿纸巾。

为了给她点私人空间，我看向窗外。白杨枝丫间露出的几片天空变成了靛蓝，这是一种在调色板上没法重现的颜色。

再次对视时，安妮莉丝说："这么多年了，我一直需要从我妈妈那里听到这些话，需要知道这不是我的错。我真的信了那些修女的话。谢谢你帮助我。"

"你的身体记着妈妈的爱。没有了愤怒和内疚，你就能更容易地感受到那份爱。"我说。

安妮莉丝点点头。"我希望如此。那太好了。可是还有一件事，简妮，一直困扰着我，"她说，"我希望他们让我去参加她的葬礼。我爸爸认为我受不了，但我本可以承受，你知道吗？可能这就是为什么我到现在都放不下她。"

"你愿意在酿酒溪为她举行葬礼吗？"我问，"你之前没来得及说再见。"向我们所爱的人表达敬意永远都不晚。

"我很乐意。"安妮莉丝说，"你知道，我出门时拿上了那瓶土，说明内心的某个部分肯定知道我会这么做。我要让妈妈在酿酒溪安息。"

第二天上午的小组艺术活动中，安妮莉丝用陶土做了一个小碗。接着，她做了一只捧起的手，仔细打造每根手指、每枚指甲，这样就可以把碗安放掌心。她请我们的艺术治疗师格雷琴做了一个与这只右手相配的左手，也许格雷琴的帮助让她想起有母亲陪伴的感觉。于是这双手一起捧住了小陶碗。她拧开玻璃瓶的盖子，把里面的土倒进泥碗里。这只骨灰盒已经准备好去安息的地方了。

"我还不能这么做，"安妮莉丝对大家说，"我得先对我的愤怒做点什么。那种快要爆炸的感觉又回来了。作为一个孩子，那些独自入睡、害怕僵尸的夜晚是多么可怕。"安妮莉丝已经出了一身汗，胸部剧烈起伏。

"我们为什么不出去散散步呢？"我问她。

"好主意，也许在森林里走走会有帮助。"她说。

我们沿着小溪的小路向西走，来到一片茂密的西部侧柏林。改道离开小路时，脚下的土地变得像海绵一样松软。踩过落下的树枝，绕过滋养木，安妮莉丝带领我们深入雨林深处，她似乎知道自己要去哪里。

"啊哈！"她说，"现在我们就要到了。我需要一个完全私密的空间。就算在我家那个偏远小镇，你也不能尽情释放愤怒——邻居会被吓得报警。"

单手撑住一棵古老的雪松，安妮莉丝发出一声令人毛骨悚然的尖叫。"我恨你，死神！"她冲黑暗尖声叫喊，"我恨你！"她跪下来，倒在潮湿的森林地面上抽泣。我走近了一些，右手触摸着身旁那棵树，它给了我力量。

安妮莉丝的身体随着每一声抽泣而颤抖。渐渐地，啜泣变成了呜咽。过了一会儿，她转过头来，我知道这个时候该说话了。

"我可以把手放在你的背上吗？"我问道，跪在她身边。

"好啊。"她说。

我把手掌放在她的肩胛骨之间，慢慢地在上背部绕着大圈按摩，希望可以安抚她。雪松的树冠像我们头上的一顶华盖，形成了一个宽厚的安全圈。

"也许我们应该回到小组那边去。他们可能会担心我们。"几分钟后她振作起来了，说。

"你准备好回去了吗？"我问。

"那声尖叫早在五十年前就该响起了。我完全准备好了。另外，我可饿坏了。"

安妮莉丝站了起来，拂去湿漉漉的膝盖上雪松的棕色小树皮，向小屋走去。她饿了，说明她做得很辛苦。

安妮莉丝邀请静修伙伴们来参加第二天的葬礼。他们有人也忍受着无人陪伴的痛苦，和她一起哀悼。她双手捧着那双泥手，从画室走到人群聚集的草地上。她走过的时候，河边的红柳茎和光秃秃的血皮槭仿佛就是她的见证，就连太阳也用冬日的灿烂光芒拥抱着她。

安妮莉丝给每个人都看了一下那个碗，大家低头致意。

"谢谢你们今天在这里陪我。"她说，"这么多年过去，我终于能做到了，真是太神奇了。"

我跟着安妮莉丝爬下溪岸，来到布满岩石的小溪滩。她转身面对草地上的静修伙伴们，两颊上闪着泪光，但她笑容满面。

"四十多年来，我一直不能释怀母亲的去世，因为我不知道如何说再见。今天放手让她安息，也意味着我终于可以找到内心的平静了。"

穿着从一个静修朋友那里借来的胶靴，安妮莉丝蹚过湍急水流来到小溪中央。她弯下腰，把陶碗放在水中光滑的圆形岩石上，长外套的下摆浸入了冰冷的溪水。

"哇！你看到了吗？"她抬头看我，咧着嘴笑了。

"没有，"我说，"怎么了？"

"我一放下碗，水就飞快地把土冲走了。我猜她准备好离开了吧？"

笛声在我们头顶上荡漾，高昂的音调似乎带我们飞上了生死共存的境界。我抬头一看，只见玛丽莉斯藏在对岸两棵树之间，手中的银笛在阳光下闪闪发光。安妮莉丝挽着我的手臂，我们静静地站在冬日苍白的阳光下，看着溪水舔舐着中央的陶罐。这个碗需要几个小时才会溶解，黏土做的手指会一直捧着它，直到它们也消失在水中。

我给了安妮莉丝一个盛满玫瑰花瓣的小玻璃碗，红色、橙色和白色的花瓣是从每位静修者床边的花束里收集的，华丽的天鹅绒般的花朵为每个心碎的癌症患者带来一丝美丽的慰藉。她抓了一把扔进水里。这些色块在波光粼粼的水流上舞动，在下游形成漩涡，引得旁观者都忍不住惊叹。大家一个接一个，从水岸走到溪边，抓一把花瓣扔进湍急的水流中。云朵在冷风中掠过，仿佛它们也有地方要去。

爬回草地时，大家用拥抱祝贺安妮莉丝。

"太惊人了。真有你的！"聚集在一起的人哭着说。

"我现在可以放那首歌吗？"安妮莉丝指着她放在旁边野餐桌上的无线扬声器，声音轻快地问我，"妈妈去世前送了我一首叫《野兽》的歌，我已经听过几千遍了，现在我想和大家一起分享。"

穴居人乐队低沉的嗓音传了出来，贝斯在人声中低沉地伴奏。

左手牵着我，右手牵着格雷琴，安妮莉丝把我们的胳膊举过头顶。她前后摇摆，好像肝脏和骨头里没有癌细胞。每个人都牵着彼此的手，摇着，唱着。

安妮莉丝的歌声盖过了其他人。

我和安妮莉丝的最后一次谈话是在临终关怀中心，那是静修五个月之后的事。前一天，她朋友带着她的狗墨菲和伊迪去探望。安妮莉丝告诉我她是多么想念它们，喜欢让它们跳到床上舔她脸上每一寸皮肤。她的面孔因为类固醇而肿胀。

由于腿上长了许多肿块，安妮莉丝显得有些憔悴，但她兴致很高。"你会认为我疯了，简妮，但我还是觉得我会好起来的。"她说。即使在身体虚弱的时候，希望也能为人注入坚强的精神力量。

安妮莉丝在三周后去世，离她五十岁生日只有十二周。

柯尔斯滕：有目的地写作

参加卡兰尼什一周静修会的六周之前，为了治疗复发的霍奇金淋巴瘤，柯尔斯滕接受了干细胞移植。霍奇金淋巴瘤是一种最常见于年轻人的癌症，通常是可以治愈的。那次移植手术是柯尔斯滕痊愈的唯一希望，因为在过去的一年里，三种化疗方案都失败了。

为了移植，她住了一个月的院，出院不久就跑了一场马拉松。她说与接受移植手术相比，跑二十六英里的感觉就像在公园里漫步。她有很多活下去的理由：她只有三十二岁，和新婚两年的丈夫伊恩都事业有成，正准备要孩子。

柯尔斯滕那双蓝色大眼睛总是瞪着，这神情让我想起了被别的孩子抢走洋娃娃的幼儿，眼睛里充满了震惊。这种"失去"带来的震惊往往意味着这孩子马上就要号啕大哭了。柯尔斯滕的皮肤呈半透明状，身体瘦弱，憔悴不堪。她在医院住了一个月，承受了高剂量化疗，如果不是在血细胞清零时及时注入干细胞，她就会直接交待在那里。等他们把干细胞移植到她的骨髓中，她就会开始一种全新的生活，有望摆脱癌症。

柯尔斯滕告诉我，做了移植手术后，她总是感觉很冷。静修周的大部分时间里她都蜷缩在火炉旁的沙发上，身上裹着毯子，里面套着好几层衣服。

爱与关怀，健康的食物，按摩，音乐，艺术创作，真诚的谈话，大自然中的漫步，这些都或多或少让柯尔斯滕重获生机。六天之后，她慢慢地开始破茧而出；胃口变好了，皮肤变亮了，我们开始了解这位平和的战士。她有勇气和智慧，永远耐心地倾听其他静修者的故事。

静修结束四个月后，她打电话给我，声音洪亮、充满活力。

"简妮，我有个主意。我们能见面谈谈吗？"

我很高兴接到她的电话。

"明天下午一起喝茶聊天怎么样？"我问。

"当然，3点？"

第二天，柯尔斯滕从她那辆海军吉普车里跳了下来，脚步轻快。她两颊红扑扑的，一头金发已经长得可以梳成高高的小马尾了。她穿着夏日风的蓝白衬衫，套着短羽绒服，下面是牛仔裤。患病的唯一证据是锁骨右侧一道一英寸长的疤痕，那是她过去植入静脉注射器的地方。

我们坐在会客室的沙发上，手上端着格雷伯爵茶。

柯尔斯滕开始了："你有兴趣在卡兰尼什办一个写作活动吗？"我知道柯尔斯滕在患癌症之前是一名记者，看到她对自己的职业技能重燃热情，我很激动。"在这场与癌症作战的噩梦中，写作一直是我的救命稻草。"她告诉我。

"当然有兴趣！我一直想办写作营来着，只是还没有付诸行动。我一定是在等你。"我回答。

她告诉我自己的想法："最多十四个人，一周聚一次，持续八周。如果你认为大家精力足够，大概一次花三小时左右。我们可以用'阿默斯特作家'的模式，利用提示来帮助人们把注意力集中在一个主题上。他们可以用三十分钟左右写作，想读就读出来，然后其他小组成员可以回应。他们不评价作品的好赖，最好谈论这文章如何触动了他们，或如何挑战了他们。"她浑身洋溢着热情。

"我们什么时候开始？"我问。

"现在怎么样？"

"你有给小组起名字吗？"我问。

"嗯，其实，我起了！"她笑了，"你已经有了卡兰尼什静修会、卡兰尼什读书会，那这就叫卡兰尼什写作会怎么样？"

"看起来一个新项目正冉冉升起。"我说。

有了新目标后，柯尔斯滕的面孔容光焕发，我看不到一丝患癌的踪迹。

我们计划在2008年春季推出第一季卡兰尼什写作会，发布后一周内就有了入选名单。共有十四人报名，大部分人都没有写作经验。早在第一季写作会结束前，作者们就要求举办第二季了。

同年深秋，十四位卡兰尼什作者聚集在一起，准备开始第二季写作会。炉火噼噼啪啪地烧着，雨点落在头顶的两层楼的天窗上。我们膝盖上铺着羊毛毯，腿上放着日记本，等着打开本子，写上新的字迹。柯尔斯滕分享了她日记中的一段话：

"癌症在身体里安营扎寨，走上所谓康复之路后，我终于能够脱掉那件令人发痒的叫'职业自我'的毛衣了。我再也不必抓住一个溺水孩子的父亲，问他现在有什么计划，也不用把麦克风举到一个母亲颤抖的嘴唇上，问她女儿被谋杀后的感觉如何……"

柯尔斯滕抬头看着大家。"经历了这一切，我妈妈一直很了不起。没有她，我不可能撑下来。她鼓励我放弃压力山大的工作，说我一定会有其他选择。"她伸手拿过一张纸巾，擦了擦眼睛，然后总结道，"不——我的未来，不管它有多长，都通往一个全新的方向，等着我一步步走向它。"

柯尔斯滕合上日记本，长长舒了一口气。大家体味到了人生无常，几个人在椅子上动了动。

到2009年底，我们的第三季卡兰尼什八周写作会开始了。咖啡桌上放着一根五英尺长的弯曲的树枝，尽显荒凉气氛。

柯尔斯滕喜欢选一些独特的灵感提示，启发作者们更加深入地探索他们的生活。她会找来自觉可以激发创造力的诗歌和散文片段，会在每期写作会结束后收集大家的作品，然后编成选集。最后她把这些选集打印出来，装订好，让每个小组成员带回家。

"让我们花三十分钟左右的时间来写今天的文章吧，选择一个你面临抉择的时刻，一个人生的岔路口。你的生活从此改变了方向，也许是环境所迫，也许是出于自己的选择。是什么样的事？当时感觉如何？"柯尔斯滕对围成一圈的十四个人说，"用你的五种感官来描述生命中的那段时光。愿这树枝成为你的缪斯女神。"

作者们面对空白页时，房间里一片寂静。

"就让故事自己生长出来吧。"柯尔斯滕说，"它知道自己想说什么。"

很快，钢笔和铅笔开始在纸面上移动，这些潦草的文字第一次从作者的内心来到了这个世界。时间不知不觉就过去了。

二十五分钟后，柯尔斯滕开口了："还剩五分钟，准备结尾吧。没完成也没关系。"日记本一个接一个合上，作者们环视着房间，就好像刚从入迷的状态中回过神来。

"有人愿意为大家读读自己写的东西吗？"柯尔斯滕问，"不要有压力。如果觉得作品还不够成熟，不读也没关系。"小组成员们低头看着自己的东西，好像很惊讶，不相信这是自己写的。"'谨慎小姐'也许正坐在你的肩头评头论足，但你大可不必理会她的奚落，只管去读。"

柯尔斯滕跟作者们讲过，她给人们内心的批判者起了个外号叫"谨慎小姐"。大家发现这个概念对增强写作和朗读的信心很有帮助。一季写作会刚开始时，这位批评家常常会出现在作者的脑海中。有时，"谨慎小姐"会阻止作者读出自己的作品，也可能会促使他们给大家打预防针："写得不怎么样""大声读出来会很尴尬""我的口才没大家好"。

几周过去了，等大家都有了自己的声音，"谨慎小姐"就会被弃之脑后。

"我来读。"玛丽娜说。

柯尔斯滕点点头，让她继续。

玛丽娜轻松地读着自己写的文字，读完后又继续低头看自己放在膝盖上的双手。化疗对她的癌症没起什么作用，而她孩子还在上小学。

柯尔斯滕接着问大家："你们最喜欢玛丽娜作品的哪一点？哪个词哪句话让你印象深刻？什么感动了你？她的作品对你自己的抗癌历程有什么启发？"

我们的规矩是不评价文笔。如果大家夸一个作品"精彩、深刻、文笔优美"，就会让人产生一种写作有高低贵贱的感觉。而评论人的个人感受，往往会给作者带来深刻见解。

"我喜欢'生命之火'这个短语。我也有这种感觉，生命之火既可怕又令人兴奋——"斯蒂芬说，他的癌症最近又复发了，"患癌是可怕的，你生命中干燥的树枝可能会因为一团小小的余烬而燃起大火。然而，正是这团生命之火提醒我时间紧迫。千金难买寸光阴。这就是令人兴奋的一面——它让我觉醒！但别误会，这不是说癌症是一种礼物。我讨厌这种陈词滥调！一听我就想把礼物转送给寄件人。"他笑了。

伊冯娜说："接下来我读吧。"九个月前，她的预后非常糟糕。但伊冯娜现在好转了不少，她和医生都感到很惊讶，她自己也不知道为什么。"我的作品叫'分叉'。"她说。

> 看手相的人说她知道如何看手相。
> 我们看着我的右手。
> 我的生命线分叉得厉害
> 但也延伸不短。
> 那分支意味着癌症吗？
> 还是因为
> 我决定用不同于原生家庭的方式来对待生活？
> 我相信我会长命百岁吗？
> 我相信我会与众不同吗？
> 我相信我的所作所为救了我的命吗？

阿玛拉，一位年近七十的老妇，还没有开过口。两年的乳腺癌缓解期让她认为自己痊愈了。她用右手扯着左手的手指，一根接着一根，说话时关节砰砰作响。

"伊冯娜，我一想到自己可以控制生命的长度就害怕。这意味着我本可以，或者说本该做更多的事。我想知道你的秘密，虽然那可能不适用于我。"阿玛拉说。

"你的作品让我充满希望，伊冯娜。"柯尔斯滕说，"我们永远不知道自己什么时候会死，不是吗？我喜欢其中的神秘感，也许我生命的剧本还没写完。"

有十个作者读了他们写的东西，四个选择不读。一群在生死间挣扎的人，写下生命的长河，也写下最微小的时刻。他们分享了对彼此作品的感受。

那场写作会以一首诗结束，描写了抗癌长路，由柯尔斯滕朗读。

档　案

柯尔斯滕·安德森作

你到了

皱皱巴巴

撕开接缝处

一股脑儿溢出来

这具身体的债

四年

一千四百五十二天

数据横跨数千页

无数的医生

温哥华

蒙特利尔

西雅图

德州

所有的描述都是："不幸的年轻女士"

"焦虑的三十二岁女子"

"没有疾病史"

"清瘦苍白"

"胸部有个很大的肿块"

"异常凶险的疾病"

"全世界都无药可救"

"为这个'悲剧的案例'采用姑息性化疗"

我很可悲吗?

这些话

被口授、转写、打印给我

装在破旧的信封里

还有传单和账单

今早躺在我身边

全科,外科,肿瘤科,内分泌科,放射科,血液科

每位医生都用不同的方式处理我的身体

它的血液,它的骨髓,它生长中的细胞

讲述着一个故事

看上去无望而徒劳

看上去难过而悲惨

直到

现在

我们原本计划在2010年秋季开展第五季写作会。柯尔斯滕的癌症复发了。她正在接受姑息治疗，试图拖慢病情的恶化，但这已经跟治病没什么关系了。柯尔斯滕和我选择时间作为主题，写作的重点将是我们与过去、未来和现在的关系。这次有十二个老作者和两个新作者参加。

柯尔斯滕和我都担心她没有足够的精力来领导这个团队。那期写作会开始前的一个星期里，我和柯尔斯滕每天早上都会通电话。她感觉很糟糕。她所有能量都被新一轮化疗耗尽了，几乎都没有力气从床上走到沙发。

就在写作会开始前几个小时，柯尔斯滕缴械投降了。这是一个重大的决定。对她来说，写作会已经是早上起床的主要原因之一了。

"我一直怕癌症最后会阻止我做我喜欢的事。我恨这种病。"

我能感觉到愤怒之下的哀号。

"我也恨它，真的。你今天不能来真是太遗憾了。"我知道，我没法让情况变得更好。我听着她继续说。

"我怕我再也回不到写作会了。"她的声音在颤抖。

"我知道你很害怕。恐惧确实能让人畏惧未来。先度过今天吧。"我说。

"嗯，好的。我要先小睡一会儿，也许醒来后会试着写点东西——用我们今天为写作会准备的提示语。"

"顺便说一句，你知道写作会可以在别的地方举办，对吧？

还记得我们带读书会去卡罗尔·安妮家那次吗？当时她没法到卡兰尼什去。"

第五季写作会的所有作者都认识柯尔斯滕。那天下午，我们第一个写作提示就是描写对她缺席的感受。

我为她写了这首诗：

致柯尔斯滕，我的朋友和导师

今天这个圈子里，你的存在感为何这么强？

尽管你不幸缺席

你的身体不在这里

但你的心和你的灵魂就在我身边

我能听到你，我能感觉到你

在我的内心深处

你一直住的地方

第五季结束几周后，也就是圣诞节前一个月，柯尔斯滕同意一小群熟识的作者去她家里举办一期临时写作会。每个人都知道柯尔斯滕已经时日无多，结果只有她母亲不知道。最近读完这篇故事后，她妈妈在电子邮件中提到这件事：

"但事实是，我并不知道。我一直相信她会用非凡的毅力来扭转乾坤，重新回到生活的正轨，直到她生命的最后一天。就算八年过去了，我仍然无法真正接受她已经离开的事实，连那个词都说不出口。我总是说我'失去'了她，因为那才是我真正的感受。"

经历丧子之痛后，每位家长都有不同的感受。与柯尔斯滕母亲交流的过程中，我得到了一个重要的教训，让我自惭形秽：我永远无法知晓一个人在面对难以承受的损失时会面对怎样的真实。

那是一个阴沉晦暗的下午，我们一行六人来到了深湾小屋门口，迎接我们的是芬尼根——柯尔斯滕和伊恩的巧克力色拉布拉多犬。柯尔斯滕坐在客厅的沙发上，瘦了好几磅，蓝灰色的眼睛下颧骨突出。她仅有的一点精力都献给了这次聚会，可能要花好几天来休息。

"我简直没法表达你们来这儿对我来说意味着什么。我想死你们了。"她的声音虽然微弱，却带着一丝紧迫感，因为她知道此时的光阴贵如千金。意识到自己正在迎接一个生命的结局时，房间里的每个人都湿了眼眶。这个结局会磨灭柯尔斯滕和一家人未来的所有希望。

"好，那我们就来写吧，"她说，"毕竟你们就是为了这个来的！你们知道我承受不住这么多泪水。"为了她，我们努力笑一笑。

我们把写作时间控制在十分钟内，然后像往常一样分享自己的作品。每个人读两遍，有几个人做出回应。

在氧气罐的声音中，卡罗尔·安妮读了她写的诗。和柯尔斯滕一样，她也知道自己时间有限。

在柯尔斯滕的白色房间里

走过一座桥，走过湿滑的雨路，我们来了

入口：白色，平静，母亲，茶准备好了

饼干很多，重要的是团聚在此刻

柯尔斯滕就在这里，全身裹得暖洋洋

有一些脆弱，却又那么真实

等我们结束，天就黑了；可能寒冷又潮湿

但最重要的是我们都来了

我们都很简单，就像你家一样简单、安全、纯白

我们知道我们在这里，为你而来

柯尔斯滕，你才是最重要的

　　每个作者都读了自己的作品，每一篇都是对柯尔斯滕的致敬和告别。在回去的路上，作者们在前门停了下来，磕磕绊绊地想为即将到来的结局找个合适的词。如果承认这可能是最后一次来访，是不是相当于告诉柯尔斯滕，我们放弃了希望？如果不承认这是最后一次见面，我们会伤害柯尔斯滕吗？说"圣诞快乐"会不会不太合适？毕竟即将到来的那个圣诞大家不可能快乐。

　　在这种时候，从病人的角度出发，活在当下是很有帮助的。

　　"谢谢你们大老远赶来。"柯尔斯滕对大家说，他们正笨手

笨脚地穿靴子和外套。"但愿我们还能在这里见面。如果见不了了,请继续写作,好吗?祝你们每一个人圣诞快乐。"柯尔斯滕用她最愉快的语气说着。她完成了一场体面的告别。

相拥而别时,我感到她突出的肩胛骨抵在我的掌心。"你是我的宝贝,永远都是。"我对着她的耳朵低声说,"谢谢你所做的一切。"

三周后,我驾车穿过第二海峡桥,冻雨敲打着挡风玻璃。这将是我最后一次拜访柯尔斯滕。我把车停在街上,冒着风雨推开车门,从前门走进屋子。伊恩告诉过我不用敲,他会一直为我留着那扇门。

他们小屋唯一的一间卧室里挤着一张大号床,床边有个可以看到海景的小窗。白色的羽绒被鼓鼓的,我只能看到她从被子底下露出的一缕金发。

我倾身接近被子。"柯尔斯滕,简妮来了。伊恩说如果有人来,你可以起来一小会儿。"我说。

柯尔斯滕的脸从羽绒被下露出来。"好啊。"她说着,脸上闪过一丝微笑。

"你休息的时候,我是静静地坐在这儿,还是给你读几首诗呢?"

隔着羽绒被,我把手轻轻放在她胳膊可能在的位置。

"嗯,读诗吧。"

"我给你带来了第五本选集。"我说。

按照她三年前的计划，我们会出五本选集，如今看到了最后一本，我感到非常欣慰。

"紫色，我之前就希望它是紫色的。"看着我手里的书，她低声说。

柯尔斯滕喜欢为之前每一部选集的封面挑选颜色。她希望封面的颜色可以适配里面的文字。我很高兴她能喜欢。

我把椅子挪到离床更近的地方，注意到床头柜上那张相框里的结婚照，摆在面巾纸、护齿海绵和润唇膏中间。

薄薄的紫色选集封面闪光，上面写着"卡兰尼什写作会：第五卷"，我打开书，翻到第十一页。柯尔斯滕已经病得不能主持第五季写作会，但坚持让我们在她缺席的情况下写作。

"我们在新选集里收录了几首为你写的诗。"我说，"我想读一下玛丽安娜的诗。"

玛丽安娜和柯尔斯滕一样，都是三十出头罹患癌症。经历痛苦的治疗时，她发现写作是一种疗愈，所以每一次写作会都不想缺席。

我读的时候，柯尔斯滕闭上了眼睛。

可爱的人

玛丽安娜·布朗作

可爱的人

虽然远在天边

但是近在眼前

你那永不停歇的诗歌

在我们耳边低语着美丽的秘密

指引我们前进

我们写作

是为了我们的恩典

也为了你

　　柯尔斯滕慢慢地转过身来面对我，睁开了眼睛，里面闪着一丝活力，但她的身体太虚弱了，这活力没法保持太久。

　　"我能给你读读最后一首诗吗？"我问。她点了点头。

致柯尔斯滕

劳拉·保罗作

在第五季的第一天献给你

想念你

今天格外想念你

我们快乐的文字缪斯，闪闪发光

你对文字的爱倾泻而出

充盈整个空间

让我们欢笑，让我们流泪，然后让我们再展笑颜

这往复的旅程

奇迹与文字之旅直击内心

爱与仁献给你

　　我的声音颤抖了。面对柯尔斯滕生命的终结，爱与悲伤交织在一起，让人难以言语。我合上选集，把它放在床头柜上那堆书的顶端。

　　"你知道吗，每当我怀疑自己能否坚持下去，卡兰尼什写作会都在帮我前行，"柯尔斯滕说，"它给了我一直在寻寻觅觅的目标。"

　　"我会想念你的，我的联合组长。你教会了我很多。没有你，一切都不一样了。"悲意袭来，泪水打湿了我的面庞，"如果有一天写书了，我一定会把它献给你，因为你一直相信我是一个作家。"我俯身，吻了吻她冰冷的脸颊，道别了。

　　穿靴子时，芬尼根舔了舔我的手。走出前门，我注意到伊恩在起居室的沙发上睡着了。

　　2011年2月7日，柯尔斯滕在家中去世，盖着她的白色羽绒被。

　　卡兰尼什写作会办得越来越好。

露易丝：宽恕的可能

露易丝和我的初次会谈发生在小凉亭里。凉亭藏在高大的冷杉林中间，从静修中心往山上走几分钟就到了。我注意到露易丝选择自己一个人吃午餐，觉得她可能更希望在比较私密的地方开启第一次谈话，而不是和其他静修者在一起。

在三十五岁时，露易丝被诊断出患有一种罕见的癌症。六个月后，癌细胞扩散到了其他器官。当时医生说她活不过一年，但两年过去了，我们还能一起坐在凉亭华盖下一条褪色的木凳上。9月末的傍晚，这个八角建筑四面通透，森林里凉爽的空气溜进来，沉到地面。

"你希望在这一周里得到什么？"我问。

露易丝回头时没有抬眼看我。她说话前反复斟酌，仿佛要泄露出什么罪证。我以前也见过这种把人紧紧裹住的羞耻之毯，让人以为自己一文不值。

"我不知道还能去哪儿。"她说着，手指轻敲长凳的一边，一只脚摩擦着斑驳的地面，"直到现在，我才真正想要活下去。"她停顿了几秒钟，好像不得不等待词句自己从黑暗深处萌发出来。"癌症使我想要活下去，真是太讽刺了。"她说。

露易丝尝遍了她能找到的方法来治疗癌症：自然疗法，顺势疗法，冥想，能量疗法，信仰疗法，当然还有传统的癌症治疗。除了静修之外，每一种方法她都试过了。露易丝希望静修周能帮助她活下去，尽管我在第一通电话里就跟她解释过，静修是为了疗伤，而不是治愈。人们常常需要寄托希望，而对露易丝来说，静修就是她的希望。

"我相信如果自己能处理好过去，身体就能痊愈。这些记忆带走了我的生命力，就像吸血鬼一样。"她说。一头齐肩棕发从中间分开，又垂又重，遮住了大半张脸。

"你相信是你的过去导致了癌症吗？"我问。

"也许。"她说，"在整个青春期，还在二十岁出头的时候，我都想死。十七岁那年，一有能力我就离开了家。你觉得对死亡的渴望会招来癌症吗？"

"很多童年悲惨的人都希望他们可以用死亡逃避痛苦，但从业三十年的我不得不说，我相信患癌就是个概率事件，心灵的作用可能没有我们想象得那么强大。"我说，感觉脸颊因为信念而温热。

事实上，露易丝去世后，一些研究显示童年经历过创伤、虐待和忽视等逆境的人罹患疾病（包括癌症）的风险更高。露易丝相信自己的过去是病因之一，这给了她治疗的动力。她知道自己在做什么。

露易丝第一次抬头看我。那双扁平的灰色眼睛里流露出深深的忧郁，但我也注意到彼此之间的羁绊已经开始产生。根据我的经验，一旦治愈受虐童年的动力被激发，人们就不会再一味地自责，而是有了重获自由的可能。

那天晚上，露易丝向大家讲述了自己患癌后的生活。她描摹了那场十个小时的手术和痛苦的后遗症，详细描述化疗期间病得多重，还讲了独自去癌症中心看诊的经历。

每当露易丝讲起下一段故事时，小组成员都会关切地点点头，鼓励她继续讲下去。他们不会提建议、问问题，或是用些陈词滥调打断她。

大约半小时后，露易丝说："我本以为没有人愿意听完这个可怕的故事。"

在接下来的五年里，露易丝成为我咨询室的常客，也加入了我们中心的几个支持小组。认识大约两年后，在一场分享会快结束时，露易丝告诉我，她是乱伦的受害者。

"他在我体内下毒，让我得了癌症。虽然我试图摆脱，但病灶仍然存在。"她说，"我想我要说的是，现在癌症没好是我的错，因为我没有更努力地摆脱它。"然后她慢慢地站了起来，"现在我得走了。"

她的坚定信念使我大吃一惊。

"谢谢你告诉我，露易丝。"我在她开门时说道，"下周见面前，如果有需要就打电话给我，好吗？"她点点头，随手轻轻地关上了门。

即使身体逐渐向癌症屈服，露易丝也在努力治愈她破碎的心灵。她为自己从未拥有合格的父母和幸福的童年感到悲伤，为自己失去纯真而愤怒。她学会原谅自己过去的自虐行为，释怀内疚，不再认为虐待在某种程度上是她的错。渐渐地，露易丝开始在病体里感觉到一种内在活力。她说她的灵魂一定是在长眠后重新睁开了眼睛。

四十三岁，露易丝接近了生命的终点，比当初医生预料的多活了八年。她为了止痛住过几次姑息治疗病房，开始把自己的东西送给最亲密的朋友。

一天清晨，我收到了露易丝发来的紧急语音信息。"我昨晚醒来，听到脑子里有个声音：你必须在死前直面父亲。开玩笑吧，我想。我不能那么做。太吓人了，他可能会杀了我，"她说。她的声音在颤抖。"但是简妮，现在我知道自己不能带着这个可怕的家族秘密死去。我必须揭露真相。你愿意帮我吗？"她问。

"我当然会帮你的。"我下意识道。承诺背后，我的内心五味杂陈，一连串问题涌上脑海。如果他否认虐待呢？如果他拒绝交流怎么办？如果他决定承担责任呢？我感到害怕，同时又充满希望。我也知道，我必须向一位在性虐待干预方面比我更有经验的治疗师寻求帮助。

我给苏珊打了电话，她是我很熟悉的一位心理学家，做了很多年与乱伦受害者有关的工作。在接下来的几个星期里，我们三个人一起花了好几个小时来制订计划，还练习如何安全地应对必定会到来的局面：露易丝对她父亲说出真相。

露易丝和住在阿尔伯塔省的父母关系很疏远。她每年会去看他们一两次，但从来没在家里住过。家里从来没提过虐待那事。她给父母发了封电子邮件，邀请他们来温哥华一起讨论自己的后事。他们同意了。

露易丝和我走进了治疗室。我们到达之前，苏珊早就来安顿露易丝的父母了。露易丝向坐在房间对面的父母简单点了点头，选了个离门最近、离父亲最远的座位。

为了会面顺利进行，苏珊定了"耐心倾听"和"不许打断"两条规则，而我则趁机进行了一次评估，快速扫了二人两眼。露易丝的父亲大约六英尺高，瘦骨嶙峋，穿着牛仔裤、格子衬衫，短短的灰色头发上松松垮垮地戴着一顶棒球帽。他的身体向前倾，全神贯注，眼睛死死地盯着地板。露易丝的母亲是一个六十多岁的矮胖女人，身穿褪了色的蓝色羊毛开衫，外面套着棕色灯芯绒套衫，面无表情地盯着膝上绞在一起的双手。我不知道她有没有在听，也许她像那些受伤的人常做的一样：逃避现实，神游天外。

露易丝写了几封信，打算一封读给父亲，一封读给母亲。几天前，她已经排练了几次，尝试预测到夫妻俩可能的反应。我们安排了另一位同事在候诊室待命，害怕她父亲会像他在露易丝小时候常做的那样大发雷霆。

露易丝看着我，仿佛在说："我开始了。"我微笑着鼓励她。等了大半生，她终于说出了那些话，声音清晰而有力。

"爸爸，我今天要对你说的话是为我自己，不是为你。在我死之前，我要揭露一个家族秘密。我要告诉你，你的所作所为让我付出了生命的代价。"露易丝停下来喘了几口气，低头看手里的稿子，"你虐待我的身体，对我进行性侵。我恨你，希望你因为对我做的一切而死，然而我却是那个得了癌症的人，我要死了。这不公平。你才应该得癌症。"

这时露易丝抬头看了他一眼，似乎想确认一下自己安不安全。他继续看着地板。母亲轻轻地摇晃身体，从一边到另一边，眼神也随着摆动。

这个房间感觉已经等了很长时间，终于等到了这一刻，等来了治愈的可能性，我希望它的四面墙能够保证安全。我屏住呼吸，把注意力集中在露易丝身上，试着把我的支持从空中推向她，希望她能继续说下去，也祈祷她父亲不会爆发。

露易丝继续说着，每说一句信心都在增加："因为你，我每天都生活在恐惧中。我想死，想离开你。我没有自信，也没有朋友。你对我的一言一行评头论足，你从来没有为我感到骄傲。现在我自己建立起来的生活、我的朋友圈，与你一点关系也没有，都是我自己的成就。我喜欢现在的自己，但我花了很多年疗伤，也需要对自己许下从未想过的承诺。"

现在，露易丝的气势在膨胀，把房间的角落都填满了。每说一个字，她都坐得更高些。露易丝的父亲没有抬起头来。他的身体僵在原地，藏起了自己的反应。母亲停止了摇晃，我希望这意味着她不再那么害怕了。我不知道她是否会因为真相大白而感到宽慰。

下一封信是写给她母亲的。

露易丝抽泣着说："妈妈，你怎么能这样？你怎么能放任他这样对我？你和他一样，应该受到责备。"露易丝轻蔑地看了父亲一眼，"你肯定知道他当时干了什么。如果没有，那你肯定是有问题。"她停止了哭泣，声音越来越大，"你应该为自己感到羞耻。你从来没当过一个真正的母亲；你从来没有抱过我，吻过我，也没说过你爱我。我为你感到难过。我知道你告诉我，你小时候被虐待过，但这不是借口。这些经历该让你更有理由保护你的孩子。"

露易丝在发抖。我靠过去，右手坚定地放在她的前臂上。露易丝的母亲现在看起来好像已经安睡在她神游的天堂里了：脸上带着淡淡的微笑，眼睛看着膝盖，又快速看向窗户，然后又是膝盖，来来回回。她可能什么都不记得了。心灵承受了太多痛苦时，逃避现实也是一种应对策略。

露易丝把信放下。"就这样。"她看着我说。本来就没什么生气的脸色更加苍白，看上去很疲惫。在会面之前，露易丝告诉我她想读完信就回家。她不想被牵扯到谈话中去。

接下来发生的事我们都没想到。露易丝的父亲抬起头看她。"我可以说几句吗？"他轻轻问道，声音崩溃。露易丝点点头，看着自己的大腿，双手紧紧攥成拳头。我放在她胳膊上的手握得更紧了，悄悄向她保证：她可以让他说话，也可以在必要时阻止。

"我等了这么多年才对你说出口，露易丝。我想说，但我说不出来。也许我不想接受我所做的一切。"

他停了一会儿，似乎在积攒前进的勇气。我听到露易丝深深吸了一口气。她满怀期待。

"那些事情本不该发生，我为我的所作所为感到抱歉。你不知道我有多后悔。我永远不会原谅自己，也不指望别人会原谅我。"

露易丝抬起头，盯着父亲的眼睛。

"爸爸，我永远不会爱你，也不会原谅你的行为，但有一天我会原谅你这个人。"她说，"现在还没有原谅，但我有生以来第一次觉得这有可能会发生。"

露易丝的重担终于落在了这一对男女脚下，他们曾继承了糟糕的育儿方式。她希望自己的勇气可以制止代代相传的暴力和轻视。露易丝完成了她想做的事：秘密不再深藏在这个家族中，也不再藏在她心里。露易丝向我点头示意，可以离开了。

在与父亲对质几个月后，露易丝的癌症开始好转。她的体重增加了，又对生活产生了兴趣。扫描结果显示，癌症没有恶化，事实上，肿瘤在萎缩。她完成了姑息治疗项目，这种事可不常发生。我问她为什么认为癌症已经好转，她回答说："我不知道，但可能是因为我排解了体内的毒。"

　　与家人那场会面后，露易丝又活了五年，度过了美好的时光。她在北岸山脉远足，从没想过自己能再次登山穿林。她还叫朋友们把自己之前送出去的东西还来——她当时以为自己快死了。

栖 于 宽 广 的 心

敞开的心胸可以容纳整个
宇宙。

——乔安娜·梅西

死期将至，很多人会在传统信仰中获得安慰，而那些没有特定信仰的人会找到办法拓宽视野，用另一种视角审视自己的生活。这种觉醒的时刻往往出其不意，有时还会出现在梦里。将自己融入一个集体可以振奋精神，也可以抚慰人心。

我记得自己的生命中有很多这样的觉醒时刻，它们安抚了我。父亲去世前的两个晚上，我做梦梦见和他手挽着手，沿着一条蜿蜒的森林小路慢慢向上走，穿过一连串的"之"字形弯道。感觉我要带他去一个地方，一个我们注定会分开的地方。接近山顶时，我听到歌声传来，知道我们快到了。走进一块空地时，我看见自己长久以来的人生导师——德洛丽丝·克里格——正微笑着向我们走来。

"啊，"她说，"你来了！"

她看了看我爸爸，点了点头，然后又看着我说："谢谢你。"

我抱了抱爸爸，导师挽着他的胳膊，转身走了。我知道我把父亲送到了他必须要去的地方，我的工作已经完成了。醒来以后，我明白了这个梦的含义：对这位临终老人的照料已经快要结束了。不知怎的，在临别之际梦到他会安安全全地被导师爱护，让我能够安心地放他走。在他生命最后的两天里，我感到深深的平静。

赞叹于大自然的力量与美，两个深知生命短暂的人共享温馨一刻，用美丽的仪式纪念我们深爱的人。这些瞬间都可以提醒我们，自己所处的世界充满了创造与毁灭、开始与结束的循环，也可以帮我们意识到人类在地球上是多么美丽的存在。

　　许多癌症患者告诉过我，当他们挣扎前行时，大自然是如何与他们互动的。担惊受怕之际，一只蜂鸟、一只渡鸦或一群虎鲸给他们启发；一张挂满晨露的巨大蛛网闪烁着微光，平息了他们的焦虑；阳光穿过新生的绿叶洒落在森林里，安慰着他们的悲伤。

　　与大自然的不期而遇也曾让我停下脚步，帮我钻出牛角尖。一个生灵、一只鸟儿、一角变幻风云的天空或一片白茫茫的海洋都曾让我逃离混乱的内心，进入这个有着千种景色、万种变化的世界，我的心情也在那一刻随之改变。

　　一次，我在森林独行，为一位挚友的逝去而哀痛。抬起头，我正巧看到一只大角鸮在古老的黄松上栖息。它低头看着我，慢慢冲我使了个眼色，仿佛在说"我与你同在"。当然，我明白它只是眨眼罢了，但那友好的举动点亮了我的心情，一时竟忘记了自己的心碎。

　　在参加一场为期十天的冥想静修会的一个下午，一只巨大的乌龟在加利福尼亚沙漠的干河床上向我爬来。听完一场为治愈地球而进行的祈祷后，我离开了冥想大厅，为人类给母星造成的可怕伤害而痛哭。我走在被太阳炙烤的大地上，泣不成声，喃喃低语："我很抱歉，地球，我很抱歉。"

一只不知从哪儿冒出来的老乌龟颤巍巍地向我爬来，停在两英尺远的地方，直直盯着我的眼睛。眼神短暂交汇，乌龟转身慢慢走开了。

在许多文化中，乌龟都被看作是地球母亲的象征。我想这只沙漠龟在对我说：地球还好，别太担心了。那些出其不意的时刻让我能从更宏观的视角看待自己对地球深深的哀痛，这让我深感安慰。

最后一节"栖于宽广的心"有七个故事，描述了打开视野可以如何让我们深刻理解自己与其他所有人的内在联系。无论关系远近，无论是生是死，所有人或早或晚都要直面死亡。我们都属于地球这个大集体。如果我们的心胸足够宽广，视野足够宏大，能够承认它的崇高存在，我们就能从中获得安慰和力量。

菲利普：一切都是命运的安排

我和菲利普并肩骑着车，驶入大片灰色雨云笼罩的林间小路。针叶树的枝丫悬在我们头上，路边的沙龙白珠树在雨中闪着明亮的绿色。2013年惠斯勒格兰丰多大奖赛训练组的其他车手把我们远远甩在了后面，连影子都看不到。菲利普慢下来等我。

他说："路上湿滑，转弯的时候向内倾斜比较安全，简妮。"

我还不习惯新公路自行车那没有胎纹的薄轮胎。

"对于一个新骑手来说，你已经做得很好了。"

我用眼角余光看了他一眼，视线一刻也不敢离开地面。

"对于接受化疗的患者来讲，你做得也不赖。"我回答。

我是在菲利普参加一个青年支持小组时认识他的，当时他刚刚结束第一轮癌症治疗。他用又轻又快的爱尔兰土腔讲述了癌症如何让他的生活支离破碎。

"它摧毁了你所有的信仰，所有你认为可以依赖的东西。"

大家纷纷点头表示同意。十八个二三十岁的年轻人开诚布公地谈论自己被诊断出癌症的经历，讲述自己如何突然失去刚刚起步的生活。那天晚上的聚会里，只有菲利普和丽玛两人罹患了无法治愈的四期癌症。丽玛的乳腺癌已经扩散到了肝脏和骨骼，她加入了一个姑息治疗项目。那晚结束时，他们彼此吸引、惺惺相惜。

菲利普鼻腔里有一个肿瘤，已经度过了三年的缓解期。在他第一个孩子还有一个月就要出生时，他得知那癌已经扩散到了肺部。肿瘤医生说他只能再活几个月了。根据我的经验，比较年轻的癌症患者的存活时间往往比医生预测的要长，可能因为医生的诊断依据一般来自患癌的老年人。老年癌症患者更多，因此有更准确的统计数字。

4月一个潮湿的周日上午，菲利普做完了两个月的化疗，再次骑上了自行车——这是他被诊断肺癌后的第一次。

菲利普是在香港长大的。母亲王娘薇（Wong Yuen Wai 音译）从十一岁起就在一家塑料花厂工作，父亲李小明（Lee Siu Ming 音译）是一名邮递员。父母白天工作的时候，他就由祖母照看。这个六口之家挤在一套高层两居室里，20世纪90年代移民到都柏林，那时菲利普十二岁。

1999年，十四岁的菲利普开始投身于自行车竞赛。他跟着教练环游爱尔兰，成为一名顶尖的青年自行车手。十九岁时，他的自行车比赛生涯结束了。教练告诉他，他没有足够的实力登上顶峰。八年后，菲利普才再次开始参加比赛。2012年，他在法国阿尔卑斯山参加了世界上规模最大的业余自行车赛——环法挑战赛。那时，他已经和爱尔兰妻子艾玛移民到加拿大，从第一次癌症中恢复过来了。

2013年9月7日，他提议成立一个车队参加惠斯勒格兰丰多骑行，为卡兰尼什筹集资金。我对这个想法很犹豫：十八年来，我们这个慈善机构一直避免举办耗体力的社区活动，以免身体不适的人没法参加。我对几名晚期癌症患者进行了一项小型调查，问他们对组建卡兰尼什自行车队，并且去一场体育赛事中筹集资金有何看法——实际上大多数病人是没法参加的。

他们全都赞成这个提议：

"如果你是个拥有健康身体的幸运儿，那就好好使用它。"

"健康值得庆祝。我希望当初自己也能这样做，那时我把健康视作理所当然的存在。"

"为我们所有人骑行吧。我们一路与你同在。"

卡兰尼什队得到了全力支持。

我们组建了一个志愿者委员会来帮助车队实现筹款目标，也负责支持骑手完成从温哥华到惠斯勒足有一百二十二公里的赛程。赛道沿着海天公路，海拔会上升一千九百米。

菲利普建议我也来骑车参赛，我下意识地拒绝了。

"你在跟我开玩笑吧？我年龄太大，还没有公路自行车。我一点儿竞争力都没有，简直没法想象怎么骑过那几座山。"一连串理由脱口而出。

那天晚上晚些时候，我还在思考菲利普的提议。

什么能让我离开舒适区呢？难道不是挑战不可能吗？我能做到吗？

在将近三十年的时间里，我曾倾听无数癌症患者讲述自己面临的挑战，看着他们设定看似遥不可及的目标。我目睹人们带着勇气走向恐惧，不允许它夺走自己的意志。

第二天早上醒来，我冒出的第一个想法是：我必须试一试。菲利普和丽玛是接受化疗的癌症晚期患者，如果他们都在骑行，那么我必须加入。最糟糕的情况是半路弃赛，或是中途受伤；前者伤害自尊，后者则伤害身体。

我拿起电话："好的，菲利普，我会试着跟队员们一起去惠斯勒骑行。你和丽玛的经历鼓励我尽我所能。但我很害怕。"

"你太棒了！没必要害怕。你要做的一切就是在接下来的五个月里坚持不懈地训练，这样你就能骑完全程。"菲利普说。

我要做的一切。接下来几个月的训练中，我一遍又一遍重复这句话。

我给我们社区所有人发了封电子邮件，征集有兴趣的骑手。我希望能找到三十个人，但不确定会不会有人愿意参加。几周之内，我们的队伍就扩大到了三十人：有治好癌症的人，也有带癌生存的人；有患者家属，也有癌症逝者遗属；还有卡兰尼什的工作人员和支持者。多数人都是刚开始骑行的菜鸟。

为了增强力量和耐力，卡兰尼什队开始在不列颠哥伦比亚公路上训练。3月到9月，每周两次，风雨无阻。教练菲利普常伴左右。

"简妮，试着提高踏频。"爬上通往狮门大桥顶峰的斜坡时，菲利普说。

"什么是踏频？"

"踏频就是你脚踏板每分钟旋转的次数。降低挡位，增加每分钟的旋转数。"

这是一个进展又慢、难度又大的学习曲线。

在春天那几个月里，菲利普化疗的效果很好。肺部的肿瘤缩小了，但体力也跟着下降了。他在训练时很容易感到疲劳，常常早早就收车了。

"你们都做得很好，简直进步神速。下周再见！"一人一车在路上掉头时，他回头喊道。头盔下的头发已经稀疏了不少。

经过几周的训练，我的力量和信心都增强了。我开始享受骑行。我不再认为它控制了我，也不再担心突然撞到迎面驶来的车辆，或者翻过堤岸、掉进海里——现在是由我来掌控了。从西温哥华到斯坦利公园的回家路上，我达到了每小时六十公里的速度。

我本不是那种爱在商店里精挑细选的顾客，但从那以后，我养成了奇怪的购物新习惯。我会站在装满电解质速溶片的货架前，思考哪种味道在我水杯里溶解后最可口。我会没完没了地纠结该买哪种能量棒：薄荷巧克力型？无花果枣型？还是燕麦葡萄干型？我穿着球鞋，摇摇晃晃地走在加拿大最大的户外用品销售连锁店MEC的过道上，看过一条条紧身骑行短裤和一件件运动衫，想着选哪个可以掩盖我中年臃肿的身材。

比赛前一天，我的电话响了。

"嗨，简妮，我是菲利普。你准备好了吗？"他问道，声音弱弱的。

"现在想做什么也来不及了，是不是，菲利普？"我说，"不妨试着享受一下。怎么了？"

"嗯，我刚去了一趟癌症门诊，情况不太好。"

我胸口一紧。"说吧。"

"癌症又恶化了。肿瘤医师说我得再来一轮化疗，不然就活不到芬恩长大的那一天了。"菲利普说，"她挺直截了当的。"

事实上，癌细胞在菲利普接受化疗期间还在不断增长，这意味着病情非常凶险。

我深吸一口气，平静了一下狂乱的思绪。肿瘤医生有时不知道如何替患者在绝望中寻找希望。

"我不知道这个周末要不要来。我好害怕，我可不想拖垮整个队伍。"菲利普说，声音在颤抖，"这是不是意味着我的人生就要结束了？"

整个团队都会崩溃。我花了一些时间让这条消息在心里沉淀。"菲利普，你的肿瘤医生有没有说不让你骑行？"

"她说骑不骑都无所谓了。"

我张开嘴，不知道该说什么。我真想大声控诉生活的残酷，冲这种野蛮的疾病倾泻怒火，就像我私下里偶尔会做的那样，但我已经学会信任自己与他人在漫长岁月中建立的羁绊，希望自己的语言可以帮助他们逃离绝望的深海、浮出水面。

"你本可能在两天后的周一才收到这个消息，而不是今天。如果是那样的话，你已经和大家度过了一个愉快的周末，不会注意到癌症的恶化。"我说，"周末去享受和家人的时光吧。待在家里感觉会很糟。来和爱你、依赖你的人在一起吧。即使癌症已经占据了身体的一部分，也不要让它带走你的灵魂。"

　　菲利普叹了口气。我希望自己已经让他放心，不管他是什么感觉，我们都欢迎他来。

　　"好，简妮，我会和艾玛谈谈，等决定了再告诉你。"他挂了电话。

　　那天晚上，菲利普在语音信箱留了一条消息：

　　"我们开车出发了，祝你好运！终点见。"

　　那个9月的星期六，早晨6点，卡兰尼什车队的二十八名队员在西佐治亚街的晨曦中加入了有四千多名骑手的队伍。天上下起了蒙蒙细雨。我们统一穿着天蓝色队服，在一只袖子上写下了几个人名，希望在骑行中向他们致敬，因此我们在人群中很容易就能认出队友。气氛令人紧张。我们五个月的培训是否会有回报马上就会见分晓。

　　菲利普和丽玛从斯夸米什出发，正在半程赛道上骑行。虽然总路程只有格兰丰多的一半，但海拔的升高要比温哥华斯夸米什段多出一倍。长时间在陡峭的地形爬坡对他们严重受损的肺来说，不啻于一个巨大的挑战。

　　菲利普的声音在我脑海里回响：

早餐要在离家前一个小时吃。复合碳水化合物在你的身体中存留的时间更长。运动衫口袋里要装上能量棒和水果软糖，以便随时补充糖分。还要带两个水瓶，一瓶装满电解质水，另一瓶装满纯净水。为了保持身体水分充足，路过大部分休息站时，你都要停下把它们灌满。

此刻的西乔治亚街就像一条传送带。骑手们起步较慢，然后才加快速度；数百名骑手绕过弯道来到斯坦利公园堤道。前方一辆救护车的警灯闪烁，似乎发生了什么不好的事。消息在人群中传开了。

"道路太滑，"人们相互警告，"有人摔倒了。"

卡兰尼什队穿过狮门大桥时，东方刚刚破晓。海岸在我们下面很远的地方，雨云上升，北岸山脉慢慢显出真容。

我们加快速度，集体右转，沿着泰勒路往上骑，登上那座从一开始就让我害怕的山。令我惊讶的是，路两边有不少夹道欢迎的人。孩子们摇着牛铃，还有其他吵吵闹闹的小玩意儿。老人裹紧了羽绒服，打着雨伞大声鼓励："你能做到的！加油冲啊！"

我相信他们，挥手表示感谢。

我加快速度，绕过马蹄铁湾村上方的弯道，第一次瞥见了豪伊湾。我想到了几百个为我们团队捐款的支持者，想到了在惠斯勒旁酿酒溪中心准备庆功宴的志愿者，想到了在终点线等着欢迎我们的家人和朋友。我想起了我们为之骑行的灵魂：那些殁于癌症的人，那些扛过癌症的人，所有承受着癌症负担的家人。我低头看了一眼袖子上的"比尔·布朗"。父亲六十大寿时，我们几个兄弟姐妹一起给他买了辆红色山地车，我想他一定会为我感到骄傲。我想起了骑在前面的丽玛和菲利普，祝他们一路平安。我的心里充满了意想不到的念头。我感到的不是恐惧和怀疑，而是爱和感激。

我们骑过了第一个休息站，加足了补给，然后是第二个休息站布里坦尼亚海滩——也就是骑行到五十一公里的里程碑。雨停了，大海倒映着金属灰色的巨型积云。斯夸米什镇阳光明媚、气氛热烈，公路两旁站满了挥手致意的当地人。几个孩子举着家里做的标语跳上跳下，上面写着"这里有香脆培根！"他们徒手抓着培根，伸向每一个靠近的骑手，只要他离得够近就能抓走一片。

通往爱丽丝湖休息站的小山令人生畏，八公里的路程有8%的爬升率。刚感到有些疲惫，路右边一支墨西哥流浪乐队引起了我的注意。三个穿着全套墨西哥服装的男人并排站在草地边上，两个弹吉他，一个拉小提琴。墨西哥民歌《小蟑螂》的旋律伴着我们爬上小山，来到了七十三公里外的第三个休息站。

又休息了两站，喝了点新鲜橙汁，灌满水壶，我们就骑到了电力线山——惠斯勒之前最后一座需要大爬升的山。

在惠斯勒溪边，我们停下车，等车队剩下的八个人一起骑完最后的五公里，进入惠斯勒村。我们牢牢固定在前叉上的计时芯片已经不再重要了。花了七个多小时就骑完了全程，这已经很好了。可能是由于低血糖，我们组有两个人速度像蜗牛，另外两个人的腿抽筋严重。我们又累又饿，但情绪高涨。

在最后一个拐弯处，我们看见了出口坡道两侧五颜六色的自行车广告，还有格兰丰多旗帜在终点线上方高高飘扬。骑下最后一道山坡后，路左一排天蓝色的运动衫出现在视野里，然后我们听到了卡兰尼什同胞声嘶力竭的咆哮声。我们这九人组冲过终点线时，许多队员——包括丽玛和菲利普——都欢呼雀跃，大声祝贺。

菲利普教练微笑着拥抱了我："你做到了，简妮！做得好！"

"你怎么样？"我问。

"简直不敢相信，我在男子半程组名列第七。真是一段不可思议的骑行，等会儿喝啤酒时再详细讲给你听。"

几周后，在为菲利普举行的告别茶会上，他在家人的围绕下讲述了自己在半程组骑行的奇遇。

来自斯夸米什族的长者用一首赞颂骑手勇气、提醒大家注意安全的歌宣布骑行开始。丽玛和菲利普跟两百个骑手一起出发，为两人的生命和友谊致敬。骑到两公里的地标时，丽玛说："现在冲吧，菲利普，你必须远远甩开那该死的癌症。"

说完，丽玛看着菲利普加速上山，就像目睹苍鹭从岸边展翅高飞。

"看着他骑行真是太美好了。"

那天在路上，菲利普遇到了一桩奇事。尽管前一天收到了可怕的消息，但他并没有带着痛苦和愤怒骑行，他感到的只有爱。

　　"我用骑行来征服癌症带来的伤害，不仅是身体上的病痛，也有我心里的伤痕。"他说，"我不得不承认，癌症夺走了我热爱的生活，但它给了我截然不同的人生，一种我必须接受的人生。"

　　他惊叹于西海岸的美景，感到了自己与路上其他队员之间深深的羁绊。

　　"也许听起来很奇怪，但那里有一只乌鸦盯着我的眼睛，一下子让我领悟了：命运自有安排。它让我确信不管发生什么，一切都会好起来的。我有生以来第一次感到平静。"他说，"今天我仍然有这种感觉。我的灵魂回来了。"

　　那场比赛几个月后，菲利普和他的妻子艾玛、儿子芬恩搬回了都柏林，这是他生命中的最后一年。他花了几个月的时间在爱尔兰的公路上骑车，直到癌症最终带走了骑行所需的能量。

　　我们每隔几周就通过网络电话联系。最后一次交谈时，他已经住进了自家附近的临终关怀医院。那天他告诉我，找回灵魂的事让他回味了好几个月，然后又跌入了黑暗。一想到死亡，他感到焦虑又害怕，担心艾玛、芬恩和他的父母无法应对没有他的生活。还有力气的时候，菲利普每天都在医院的花园里练习气功，但他无法再用更宏大的视角看待生活。

　　尽管已经过去一年多了，我还是建议两人一起回忆骑车去惠斯勒那天的细节。我们重温了几个月的训练经历，还有骑行前一天那通关于癌症恶化的电话。我让他再想想，当时为什么决定来惠斯勒，而不是选择待在家里，想想他拒绝让癌症占据主导地位的那一刻。

菲利普回忆起做决定的细节，回忆起自己的骑行和路上的乌鸦，我注意到他的声音振奋起来了，脸上的表情也开朗了许多。通过讲故事，他找回了自己与团队、意志和精神的羁绊。

几天后，菲利普平静地离开了人世。为了纪念他，卡兰尼什队相约一起骑行，将菲利普教练的照片挂在车把上。他的声音仍然在指导我们征服那些陡峭的山坡，为我们下一次的筹款之旅做准备。

罗纳德和马尔科：心灵成长

　　二十岁出头的时候，罗纳德和马尔科在安大略省相遇。后来，马尔科的家人因为他的同性恋身份疏远了他，两人便搬到了不列颠哥伦比亚省。他们在那里结了婚，选择了一个共同的姓氏，买下了第一个家。等到跟我见面时，他们已经相守三十八年了。

　　把车停在静修中心的碎石停车场，马尔科从驾驶座上走了下来，一头黑鬈发衬着他粗糙的意大利面孔。

　　"我们做到了！我是送他的司机！"他短短地拥抱了我一下，然后绕过凯迪拉克去开副驾驶车门。马尔科散发出的温暖弥漫在周遭的空气中。尽管之前没有见过面，但我感觉他就像个老朋友一样。

　　"我们到了，亲爱的。"他对罗纳德说。

　　车里伸出来一只手，抓住了马尔科的衣袖，手指苍白而修长。罗纳德完美的椭圆形光头慢慢露了出来。双脚踩实地面后，他抬起头看我，咧嘴笑了一下，接着大颗大颗的泪珠从下巴的灰胡楂上滚落下来。

"我不敢相信真的到了。"他说着，挪过清瘦憔悴的身子，给了我一个拥抱。

第二天早晨的第一次小组会上，我们集中讨论了这个静修周的主题：在生命尽头找到意义。我和大家分享了自己从佐克苏·诺曼·费舍尔一次冥想训练中学到的东西，他是一位曹洞宗大师。他谈到这样一个事实：当我们走到生命的尽头，身体不再如常运转时，我们仍能接触到来自内心的美好品质。他并不是在描述临终时的生理状态，而是发自内心的感受。四梵住的佛教教义介绍了各种各样的冥想练习，可以用来深化内心的高贵品质，如善良、同情、欣赏和平静。

听到这句话时，罗纳德倒吸了一口冷气："就是它了。人生走到头了，我的目标就是让心灵成长。马尔科会喜欢的！"

他坐在扶手椅上，身子向前，眼睛闪闪发光，充满求知欲。

"根据佛教教义，人心有四种基本品质。"我说，"不管身体有多病弱，我们都可以选择对自己和他人倾注更多的爱与善意。这是第一个梵住，由梵语的Mettā翻译而来，意思是'慈'。"

罗纳德激动地点了点头。

"第二，我们可以培养同情心，梵语里是Karunā，面对他人的痛苦时自然产生'悲'。心灵的第三个基本品质是'喜'，或称Mudita，它有时会在强烈的痛苦中出现，出其不意，自然而然。最后，我们可以变得更加平静，也就是'舍'，Upekkhā。这意味着不管我们喜不喜欢所处的环境，都要接受现实。"我说。

罗纳德在静修期间学到的四梵住禅修法帮他做出了关于化疗的重要决定。在过去的三个月里，化疗让他越来越虚弱、越来越疲劳，而且接受治疗后，癌症还是在恶化。在修习慈梵住的过程中对自己施予关爱——这样的做法让他意识到，继续用化疗摧残衰弱的身体是不仁慈的。他发觉是恐惧在推动自己治疗。

在最后的晚间聚会上，罗纳德谈到了他的决定。"我知道一旦停止治疗就必须直面死亡，可化疗让病情再次好转的可能性极小，我不能再欺骗自己了。"他说，"感觉停止化疗就像是对我可怜的身体施予仁慈。马尔科也会松一口气，不用开车带着我来来回回往癌症诊所跑了，所以对他也很仁慈。"

罗纳德宣称，不管还有多久可活，每一天都要为了爱与生命度过。

"我和马尔科在一起已经三十八年了。我走后，他只能依靠这份爱生活，所以从现在开始，直到咽下最后一口气，我都会尽可能地在彼此之间、在我们周围制造无穷无尽的爱。"

那次静修之后的几个月里，对罗纳德来说，到温哥华拜访我们的心理咨询中心并参加互助小组都变得越来越困难了。所以我和玛丽莉斯打算去家里拜访罗纳德和马尔科，大约需要四十分钟的车程。

家访是我们项目的一部分，这样那些病得太重、没法出门的人都能得到我们团队足够的支持——在他们愿意的前提下。经年累月，我们难免会与客户建立起非常亲密的关系。我们必须不断努力才能保持开放的胸襟和热忱的爱心，尽管我们知道，那些对我们非常重要的人终将离去。

5月一个寒冷的星期天，我们在下午1点左右到了罗纳德和马尔科的家。我们在他们的小屋外停车的时候，他们正站在前门的台阶上迎接。房子建在一条独头巷道的拐弯处，一个褪色的民间艺术招牌悬挂在大门右侧的墙壁上，上面的字读作"Bienvenuto"，意思是"欢迎"。

罗纳德的灰色针织开衫至少大了两个码，裤子肥得要用皮带系紧。马尔科扶着他，手臂紧紧地搂住日渐消瘦的丈夫，好像罗纳德天生就依偎在他宽阔结实的胸膛里。两个人的眼角都泛起了笑纹，这是仁慈生活的馈赠。他们用拥抱欢迎我们的到来。

穿过客厅走向厨房时，我注意到餐桌上摆放着韦奇伍德陶器、精致的银餐具、水晶酒杯和白色亚麻餐巾。桌子中央的褪色银花瓶里伸出几支低垂的黄色郁金香。我想马尔科和罗纳德已经提前安排好了晚些时候的晚餐派对，很高兴罗纳德觉得自己还有精力招待客人。马尔科递给我们俩一小杯雪利酒："别拒绝，好吗？"他笑了。"致敬。干杯！"我们举起酒杯相碰。

我们慢悠悠地参观了家里的边边角角，到处都是五颜六色的油画、旅行纪念品和他们共同生活的照片。罗纳德问道："一起来个周日午餐如何？你应该不会拒绝吧？"

我和玛丽莉斯交换了一个眼神，点点头，在心里把当天其他的日程都取消了。马尔科捏了捏我的胳膊。

"现在轮到我们宠坏你了。"

马尔科走进厨房，那里有亮白色橱柜，地上铺着同样亮白的油毡。他从里面喊道："你们好好聊聊吧。罗纳德，不是有好多故事要讲给她们听吗？"

马尔科在厨房忙碌时，罗纳德就给我们讲述两人的生活："在那个年代出柜可不容易，不像现在，但我们不能生活在柜子里。当我们坦陈彼此相爱时，除了马尔科的家人，大多数老朋友一点都不惊讶，"他说，"他们都为我们感到高兴。"我们轻松地聊着天。

"午饭来啦。"马尔科在餐厅里叫道。

我以为这就是主菜，没想到只是开胃小点——一盘堆得高高的传统千层面端来了。罗纳德倒了一些瓦尔波利塞拉葡萄酒，举起水晶酒杯，"为爱干杯。"他提议。

热气腾腾的炖牛排、焦糖洋葱和土豆泥随后上桌，接着是一盘清脆的长叶莴苣沙拉，上面装点着圣女果和鳄梨片。甜点是抹着鲜奶油的巧克力芝士蛋糕，再配上浓咖啡和烈性圣勃卡利口酒。

"感觉自己就像皇帝。"我说。

"该我们报恩了！"马尔科在厨房里喊道，拒绝让我们帮忙倒酒或端菜。坐下来一起吃饭时，他给我们讲了自己对意大利艺术，对音乐的热爱，当然还有对罗纳德的爱。

谈到家人反对他的性取向时，马尔科落泪了。他时不时用张皱巴巴的餐巾擦眼泪。穿过垂下的黄色郁金香，罗纳德在餐桌另一边握住了他的手。

马尔科继续说："生在第一代意大利天主教家庭真是太难了。两个男人住在一起是犯罪，尽管我告诉过他们：'这不是我能选择的。我生来如此。请理解这种爱，跟你们对彼此的爱别无二致。'从那以后，他们拒绝再和我交流，说我不再是他们的儿子了。"他把罗纳德的手抓得更紧了，"这就是为什么我们选择的家人——比如你们两个，还有你们的团队——对我们来说意味着整个世界。"

斑驳的阳光下，我们本可以坐在托斯卡纳橄榄树下铺着白色桌布的桌子旁，微醺于一瓶本地葡萄酒，品尝一碗冒着热气的新鲜帕尔马干酪意面，聊一聊爱与失去、友谊与家庭，直到永远。

大约4点的时候，罗纳德说他必须要去休息了。餐室旁边的小房间里安了一张双人床——他已经很难爬上通往主卧室的楼梯了。

"进来吧，"罗纳德从小房间里喊道，"我可不怕羞。"

我们走进那个小房间时，马尔科正轻轻把灰色开襟羊毛衫从罗纳德瘦骨嶙峋的肩膀上脱下来。里面淡蓝色的阿迪达斯T恤被很妥帖地熨烫过了。这张床几乎占据了整个房间，只在两边留下了可以勉强挤进去的缝隙。窗下有个古旧的梳妆台，摆着不少镶框照片，四面墙都充满了马尔科的艺术风格。

马尔科看了看我们。"我可受不了独自待在楼上那张属于我们的大床上，所以我也睡在这里。"他一边说，一边把白羽绒棉被拉到罗纳德肩膀的位置，"他走后我会很孤独的。"这时，孤独仿佛入侵了这个房间，体形巨大、难以逃避。这将是马尔科余生的怨侣。

并不是每个人都能像马尔科那样正视未来，可以把自己即将失去的宝物说出口。一般人听到这种话肯定很不好受，但他们应对得很自然，两人彼此坦诚，相处模式放松而舒服。

玛丽莉斯向前探身："罗纳德，休息的时候，我为你演奏一曲好吗？我带来了陶笛，是你最喜欢的。如果运气好，简妮甚至可能会给你做足底按摩。"

罗纳德点了点头。"我最喜欢的静修活动之一就是通过足底按摩来放松了。"他说。

玛丽莉斯把一个三腔黏土乐器放在嘴边，大小和形状都与真正的心脏相仿。她轻轻地往哨口里送气，呼吸在空腔中产生共鸣，手指依次按住指孔改变音高。陶笛发出柔和的风声，带着层层泛音。

"这声音是不是很动听，马尔科？如果我没记错的话，玛丽莉斯，陶笛是一种南美洲古代黏土乐器的现代版本，对吗？"罗纳德闭着眼睛说，"马尔科，亲爱的，你能躺在我旁边吗？"他拍了拍身边的床。

马尔科爬上床躲到罗纳德身边，也钻进羽绒棉被下。

我轻手轻脚走到床尾，掀开羽绒棉被一角，露出了罗纳德穿着袜子的脚。我把手放在他的脚底下，握了一会儿，然后开始一只一只按摩。玛丽莉斯站在罗纳德头边，把陶笛举到唇上。

风的声音似乎把我们四个人包裹在一个安全的空间里，让这里的时间停止流逝。我的手掌从罗纳德的脚踝一路向下移动到他的脚趾尖。罗纳德的呼吸慢了下来，节奏稳定了，吸气和呼气所用的时间相当，仿佛与声音的波动相配，来了又走。他睡着了，眼皮微微颤动。

我瞥了一眼马尔科，他一只胳膊弯过来枕在头下，另一只搭在罗纳德的胸前。马尔科的脸色苍白憔悴，明显看出需要照顾，但陶笛呼吸一般的声波吹拂过我们所有人时，爱的气息在他们的拥抱中弥漫开来。

希瑟：跃入大洋

为这次一周癌症静修会，希瑟租了一辆黄色大众甲壳虫。这辆车她觊觎好久了，但一直没给自己买。第二次确诊后，她就没有理由买一辆新车了，她认为这纯粹是浪费钱。从多伦多到温哥华坐了五个小时飞机，又坐了一个半小时的渡轮到温哥华岛，最后花三个小时驾车穿越群山，她来到太平洋海岸的冲浪小镇托夫。希瑟希望这次静修能帮助她找到内心的平静——肿瘤医生告诉她，她已经没有多少时间可以活了。作为一名医生，她自己也了解乳腺癌继发广泛转移的预后有多可怕。

希瑟在小屋的前门下了车，因化疗而稀疏的金发被小心塞在耳后，疲惫的灰色眼睛诉说着漫长的旅途：1月中旬这个寒冷雨天的艰难公路之旅，还有过去两年里的痛苦挣扎。

"海滩在哪儿？我的大海在哪儿？"她问。

希瑟一直想去西海岸，但她忙着治病救人，再加上两个孩子在高中参加竞技体育活动，家人没什么时间聚在一起度假，更别说独自朝圣了。我指了指两边长着穗乌毛蕨的小窄路，它从陡峭的山坡上蜿蜒而下，一直通到沙滩。

"我能听到它的声音。"希瑟说的是下面海浪拍打沙滩时发出的阵阵沉闷低吼。冬天的浪很高。

"最好等到明天早上再去吧。"我建议道，"就算有手电筒，摸黑回来时也挺难找到路的。"我担心希瑟受损的肺部无法支撑她上山的旅途，"进来见见大家吧，晚饭快好了。"

推开沉重的木门走进休息室，烤鸡的香味扑鼻而来。那里的燃木壁炉一直顶到天花板，房间里散落着舒适的软垫沙发，三面都是落地窗，可以俯瞰大海。

第二天吃完早饭后，我向窗外看了一眼，注意到下面沙滩上有四个人，不知道是不是住在附近旅馆的客人。我仔细一看，认出了希瑟，然后是玛利亚，接着是苏珊和贝蒂。尽管长途跋涉，四个女人昨天很晚都没有睡觉，一直像老朋友一样聊天。她们有很多共同点，包括都身处癌症晚期。

两个女子穿着泳衣，一个穿着紧身裤和运动上衣，还有一个穿戴整齐，只是打着赤脚。过了一会儿我才意识到，这四名年龄在四十二岁到五十五岁之间的癌症晚期患者，即将在1月中旬冲进白浪滚滚的太平洋。几个女人手拉着手，沿着潮湿的沙滩慢慢向铁灰色的海洋奔去。

我很快召集了一些工作人员，包括我们的静修医生达芙妮。我们拿了一沓毛巾，沿着小路冲向海滩。在远处，我们可以看到四个小脑袋在翻滚的海浪中忽隐忽现。靠近水边时，我们看到水中沉沉浮浮的笑脸，听到了盖过海浪的高声尖叫。几分钟后，女人们一个接一个踩实了脚下的沙地，颤悠悠地站了起来，挪着发抖的身体慢慢蹚过海浪，回到海滩上。

"如果你连野蛮冰冷的大海都不怕，那你就有勇气面对一切。"希瑟说着，回头望向大海，"我直到现在才知道，但为了这个我几乎跑了五千公里。"

她把冰冷淌水的手掌贴在我的脸颊上，放声大笑。

"不来加入我们吗？"她问。

"死都不来。"我说，然后突然意识到自己的失礼。

看着眼前四个知道自己将不久于人世的女人，甘愿沉浸在茫茫冬海中，我的心情发生了难以形容的变化。从1998年的那一天起，每每想到人终有一死，我都会想起那些女人，这样我就不会拒绝自己一时兴起的怪念头。我惊讶地发现自己有了战胜恐惧的勇气。有那么一瞬间，我想知道那些女人会不会在那天冰冷的海水中死去。让我震惊的是，那些纵情于大海的快乐时光或许值得冒着提前离世的风险。

静修结束十周后，希瑟去世了。我一直在想，那天她全身心地投入大海的经历，有没有在生命的最后一刻帮她的忙，让她勇敢地面对那未知的洪流——死亡。

比尔：十三周

我们顶着风往前走，小路旁开满了散发着椰子香气的亮黄色金雀花。他穿着那件黑色的旧夹克，带着软呢帽，惠灵顿长靴上沾满了花园里的泥土。就像之前我回家后两人经常做的那样，爸爸和我已经徒步越过了去往桑德豪斯的悬崖——就在苏格兰的西南角；在城堡点休息几分钟，喘口气。顺着刻在石头上的标记，看向朝着加拿大的铁灰色大海，那是我过去十二年的家。每个人都说我和爸爸是"同类人"。我们心有灵犀，不用言语就可以交流，无须多说就能体会彼此的感受。1996年那一天，就在他六十七岁生日后，这些也没有改变。

那次远足三个月后，爸爸被诊断出患有四期脑瘤，他得到消息的第二天就打电话叫我回家。也许他觉得我会知道该怎么做，毕竟那时我已经当了十五年的肿瘤科护士了。然而对我来说，那通电话让我的工作变得毫无意义，我的事业土崩瓦解。我瞬间变回了女儿，而不是护士。我无法在父亲快要死去的时候照顾其他癌症患者。我告假去了苏格兰。父亲病重后的十三周里，我几乎都在那里度过。

他是因为突然失忆去看家庭医生的，扫描显示他的脑子里有一个无法通过手术移除的大肿瘤。他的肿瘤医生说，治疗胶质母细胞瘤注定是徒劳的，而且副作用会让他在仅剩的几个月里失去尊严。没有外科手术，没有化疗，也没有放疗，这意味着死亡几乎是板上钉钉，但也意味着父亲有希望体面地离去。

"我长了瘤子，很深的那种，在大脑正中央，是这样吗？"我回家的第一天晚上，他在吃晚饭时问我。

"是的，爸爸。是一种名为胶质母细胞瘤的四期脑瘤。"

"我长了一个根深蒂固的脑瘤，是不是？我会因此而死吗？"短期失忆症让他很难记住信息。

"是的，会的，爸爸，我很遗憾。第一次就诊时，肿瘤医生就告诉过你，你的生命只剩下三四个月了。"我的声音颤抖了。

"我得了什么病——我脑子里有个根深蒂固的肿瘤？是恶性的吗？"他又问。

我的父亲受过良好的教育，才华横溢，曾因艺术方面的成就被菲利普亲王封为骑士，而现在，他连一件小事都记不住。

一开始，我回答得既温和又小心。我不能撒谎，不能在回答时假装还有希望。我知道很多人都会这样做。他问了一遍又一遍，试图理解那个不断在脑海中消失的噩耗。重复的提问消磨了我的耐心，烦躁情绪慢慢涌上心头。

"爸爸，你得了癌症，再过三四个月就要死了。"我的语气急促，几乎带着敌意。

真相一定"砰"的一声击中了他大脑中还完好的部分。"我要死了？好吧，我可不要和尚的尿。那些得了癌症的人不就是这样做的吗？满世界找偏方。我不是那种人。我度过了圆满的一生，就要离开这里了。只是你妈妈会很难过。"他看着我，离别的悲伤在眼中闪烁。

接下来的十三个星期里，他只在医院过了一夜。我们让他住进了神经外科病房来做脑部活检，这样可以确认脑部扫描的结果有没有问题。我松了一口气，庆幸医生没有完全依赖于科技：活组织检查将确保我们能用肉眼看到癌症。

护士带我们去看他的床位。在19世纪南丁格尔式的病房里，十张床并排靠着一面墙，对面还有十张。小小的护理站坐落在光亮的油毡地板中间。根据我的经验，护士们在周末会用电动打蜡器把地板擦得锃亮。每天天亮前，每张病床都会围着十到十二名医生，他们大声讨论每个病人的健康报告。我知道，第二天早上爸爸进手术室前，很多同房病人都会知道他大脑的状况。这有一种别样的安慰。我希望他们能在他动手术的时候送去些善意的祝福。

妈妈拉起床边薄薄的橙色幕帘，想给我们三个人留点私密空间。我能听到其他探病者的低语，他们可能是唯一能理解我们这份痛苦的人。

爸爸穿着淡蓝色病号服，中间缺了一枚纽扣。这衣服让他显得苍老了不少，身子也单薄了。他坐在干净的白床单上，下面是盖着塑料布的床垫，动一动就沙沙响。他一直穿着袜子——也许光脚受不了冰冷的床单。

大约过了一个小时，妈妈和我匆匆告别了，因为无法陪伴而感到无比内疚。

"明天见，亲爱的。"她低声说，轻轻吻了吻爸爸的嘴唇。

失去理智也不见得全是坏事。爸爸像失去过去一样失去了未来，而死神就活在未来。忧虑已经退居二线，他变得更温和、更自在了。没有了记忆，也没有了束缚他的角色和身份。爸爸曾是丈夫，是父亲，是成功的商人，还是高尔夫球手。他是个内向的人，有一种不形于色的幽默感。在星期天的晚饭后，他特别喜欢跟我们六个人玩他自创的城市问答游戏。

"冰岛的首都是什么？拼出来。"

"'刚毅木讷'是什么意思？"他问。孩子们只会摇头。"南希，你说呢？"

妈妈不知道答案时总会显得局促不安。

"意思是'安静，沉默寡言'，"他说，"就像我。"

在无数个寒冷的周末，他拖着全家去看待售的灯塔。他会说服船夫带我们在波涛汹涌的大海上航行，来到某个贫瘠的小岛，几个小时后再把我们接回来——那时我们总是浑身冰冷，狼狈不堪。他幻想着过上隐士的生活，但后来又开玩笑说那就得忍受我们所有人。他从来没有买过一座灯塔。

他忠诚而善良，急躁又挑剔。他喜欢约翰·多恩的诗，喜欢读关于二战的书。在他走后，我才意识到自己是如何依赖他。我的活字典不见了。我总是懒得自己做政史方面的研究，一有问题就打电话问他，并且总是能得到答案。他在大学里学过中世纪历史。在他去世后，我才意识到是他的存在给了我活在世界上的安全感。

爸爸去世的那天晚上，我们早早就让护士回家了。在这个私密空间里，我的父母已经共同生活了三十八年。如果在这里和一个相对陌生的人待在一起，我和两个姐妹会感到不舒服。

在人生最后时刻，大多数人的呼吸都会变得缓慢，但父亲的呼吸却加快了。他听起来像在努力挣扎。他闭着眼睛，脸上的皮肤看上去很年轻，柔软的棕发还没有花白。还是个孩子时，我记得自己用手掌摩擦着他刮得干干净净的下巴，因为粗糙的手感咯咯发笑。他的男子汉气概引起了我的兴趣。

妈妈紧紧挨着爸爸，握着他的手。每隔一会儿，她就摸摸他的脸，摸摸他的头发，说："没事的，比尔。"

即将与爱人阴阳两隔，但她似乎知道死亡是仁慈的，脸上忧虑的皱纹变得柔和了许多。死亡并不可怕，这是自然过程。一个妻子，三个女儿，一个儿媳近身相伴——送一位伟大的男人离开这个世界。

他突然睁大了眼睛，吓了我们一跳。眼眸中的绿色比我记忆中更加鲜亮。他望着我母亲，她也以目光回报。我感到两人共度三十八年的感情是如此深厚，此时的几秒仿佛永恒般漫长。两人心有灵犀，深爱不需言语。

接着，是他最后一口气。吸气还是呼气？我不知道。没有什么气息渐弱，只是戛然而止，一口气没了，我们身边就只剩一片寂静。

妈妈想睡在他身边，在丈夫躯体旁度过最后一个夜晚，尽管最后那身躯定会长出瘀斑、变得冰冷。她没怎么睡着，我想她整晚大概都在追忆过去。那些年，她用双手抚摸他身体每一寸肌肤，对他了解至深。天刚亮，她就起来给他擦洗身体，为他穿上一件熨烫整齐的干净睡衣。

小时候我会给他熨衣服挣零用钱。我最喜欢他的大棉手帕了，熨好后再叠成一个特别的形状，它就会完美地从爸爸夹克口袋里探出头来。睡衣总是最难熨的。要抚平所有的折痕，你得在烫衣板上来来回回翻动。

妈妈也曾是一位护士，她知道如何妥帖地为逝者着衣。你得让遗体面朝着自己，在背后撑一个枕头，防止身体再翻回去。如果有人帮忙会简单些，但妈妈想一个人做。

上午10点左右，她仿佛决定顺应天命，点了点头。不久，我们听到外面的碎石路上灵车驶来的嘎吱声。两个神情严肃的人来到门口，其中一人腋下夹着可折叠担架。他们看上去像是来取什么要退货的东西。如果他们能笑一笑，哪怕只是微笑，感觉也会好很多。死亡应该让人悲伤，而非冷漠。

妹妹凯特和妈妈待在客厅里，而我把葬礼师领进卧室。我希望他们能带着敬意把爸爸搬上担架。我不忍心看，害怕他们没这么做。在医院，有些人搬弄尸体就像移动家具。我总是想说：

"小心一点，拜托了，他是一个家庭重要的宝。"

他们推着爸爸出了前门，脚在前，头在后。妈妈一直拒绝目睹人们把他从房子里带走的样子，但我看到她站在客厅门的玻璃窗后面，满眼都是失去亲人的落寞。从紧抱在怀，到无奈放手，所有的一切都在那一瞥中结束。

我还记得那种空虚的感觉，那种永远回不到过去的深深痛苦。我再也没有父亲了。

12月的那个早晨下雪了，仿佛在回应我们内心的寒冷。冬日苍白的阳光透过车道顶上那棵大白桦树光秃秃的树枝，把我唤到了户外。没有太多的雪要铲，但这是个动起来的好借口，可以提醒我生命仍在我的血肉中流转。

从大门到车库的那条车道很陡，我知道如果不抢先一步铲雪，妈妈一定会坚持自己来做。第二天早上，她可能会像往常一样走去商店买《先驱报》，我不想她因滑倒而摔坏哪根骨头。悲伤可能会攫住她所有心神，让她很难注意到马蹄路上的坑坑洼洼。

我从里面打开车库门，走到户外，感到刺骨的寒冷驱散了脑海中的迷雾。我已经三天没出门了。铲起车道上成堆的雪花时，我没想到自己如此轻盈，一下子振奋了起来。研究一个有解的问题让人心满意足。十三个星期以来，我们陷入了一个无解的局面，没有对策，没有答案，只有注定的结局。

突然，一抹鲜红映入眼帘——未见其形，已闻其声——是一只小小的知更鸟，胸脯鲜亮，栖在一条靠近地面、结满冰霜的杜鹃树枝上，离我的左靴大约三英尺远。当旋律婉转而出，它那乌黑发亮的眼睛牢牢吸引了我。它能唱出七种高音，啁啾声像魔咒一样重复，我觉得它把我带回了一个欢乐仍在的地方。

知更鸟从树枝上跳下来，直接从敞开的门里飞进车库。它先停在爸爸的车顶上，环顾四周，思考下一个落脚点。它从他那套高尔夫球杆里的推杆上起飞，沿着一排园艺工具蹦蹦跳跳，一路走向他沾满泥水的大号惠灵顿长靴。记得孩提时代，我曾穿着他的靴子、鞋子在花园的小路上拖拖拉拉地往前走。知更鸟在他的花呢帽上短暂停留了一会儿，准备离开了。它俯冲下来，躲过伸缩车库门，越过花园的后门飞上蓝天。我一直默默注视着它，直到那身影消失在天际。

珍：赞叹生命

我是少数几个可以从珍那里收到"维基新动态"的幸运儿之一。她之前参加过静修，后来成了我们的志愿者和董事会成员。她和一只蜂鸟成了朋友，还用托菲诺的维坎宁什小旅馆——她在这个星球上最喜欢的地方——的简称为鸟取了名字。她和丈夫杰拉尔德、宠物狗贝罗每年都会去温哥华岛那片野性的太平洋海岸度假。珍给邮件列表里的我们发消息，说她惊喜地在切斯特曼海滩的酒店附近发现了一只蜂鸟。西海岸长年大风，她不知道这只小鸟是多么有活力才能幸存。

第一次在家里的小露台上看到那只被她取名为"维基"的蜂鸟时，珍自己一点也没有活力。为了治疗继发乳腺癌的转移，她正在接受脑部放疗。第一次见到珍是在她癌症复发两年前，那时她参加了一期卡兰尼什静修会。后来我们一直保持着联系。我知道了她和这只小鸟的羁绊，被大自然给予我们的精神鼓舞深深感动，毕竟这些鼓舞往往在人们最需要的时刻出现。

珍从眼角的余光中注意到一道斑斓的绿色，在紫竹的新叶中间一闪而过。两年前，她在居家办公室滑动玻璃门旁边的小露台上种了一盆紫竹，竹茎又黑又亮。春风吹过长茎和新叶，发出沙沙声，工作台上落下斑驳光影。她很享受这一切。

她又看到了那道绿影，原来是一只棕煌蜂鸟飞进了这些竹子，小小的鸟喙衔着几缕干苔。神奇的是，它的鸟巢就挂在一根较宽的竹茎上，离玻璃门只有几英寸远。蜂鸟不断往返，带来浅灰色的苔藓、木屑，还有蜘蛛网上的银色细丝，珍被这一切迷住了。一小时后，当珍忍不住中午惯常的睡意去打盹时，这个小项目还进行得热火朝天。

那天上午早早醒来，珍有一股强烈的欲望想要蒙着被子逃避世界。丈夫杰拉尔德俯身向她吻别时，她答应过要起床，要做早饭，要设法在楼下的办公桌上干点活儿。

"别浪费了这一天。"在去车库的楼梯上，他对她喊道。

"你说得倒容易。"她心里想，"如果你连续五天都在接受大脑放疗，看看你的精神头儿能有多好。"她都已经生他的气好几天了。事实上，她生身边每个健康人的气。她的家人和朋友都不知道这是什么感觉——在短短的六年内，四十多岁的她又一次经历乳腺癌复发。大多数朋友都事业有成，忙着工作，忙着照顾孩子，无暇陪伴她，偶尔发条短信或寄封电子邮件已经是极限了。她理解每个人的生活中都有对自己来说最重要的事，但仍然因为被忽视而感到受伤。

"别担心，亲爱的，祝你今天过得愉快。"她回道。

肿瘤医生说，她至少需要休息六周才能恢复精力。尽管肿瘤医生再三否认，她还是担心辐射会让自己失去理智。她已经跌入了极度沮丧的黑暗深渊，这种状态以前只经历过一次——当时她得知乳腺癌已经扩散到了骨头上。

二十岁出头时，珍在瑞士当过滑雪模特，参加过极限滑雪电影的拍摄。搬回加拿大上学后，她成为一名体育服装设计师。自从再次被确诊癌症后，珍几乎没在街区里走动了，只能参与一些小型设计项目。她在家里建了一个小工作室，做得动的时候就居家办公。生活重新有了目标，对未来的恐惧就会退居二线。

蜂鸟来的第二天早上，珍醒来时心情很好。杰拉尔德去上班后，她没在床上流连太久。手里捧着一杯上好的浓咖啡，她下楼到工作室查看鸟巢。珍在一把大扶手椅上坐下来，膝盖裹了条毯子，静静等待。果然，上午10点左右，那只蜂鸟回来了。它带着干燥的叶脉和别人用来护根的小木条，在小竹林里进进出出。她数了一下，一小时就飞了三十二趟。蜂鸟用蜘蛛网把这些材料粘在一起，从中间向四周挖洞，用胸部把粘着的纤维铺开，跳来跳去，让巢的底部成型。蜂鸟那天工作了四个小时，而珍大部分时间都躲在自己的巢里，全身心投入观察这个小工程的每一步建设。

"你今天过得怎么样，亲爱的？"杰拉尔德一面脱下上衣、摘掉领带，一面问道。珍躺在床上，正用iPad读有关蜂鸟的故事。她感到很内疚。现在是晚餐时间，但她太疲惫，没力气站在厨房里准备食物，就像她患癌前经常做的那样。

"还不错。"她说，"顺便说一下，我什么活儿也没干。"

"怎么了？"

"维基让我很开心。"她说。

"谁？"

"维基，我们的常驻蜂鸟。它正在楼下的紫竹上建鸟巢，你能相信吗？"珍很兴奋，它好几个星期都没有这种感受了。

她带他下楼看鸟巢。今天维基已经回去了，珍不知道它晚上睡在哪里——可能会在一天的辛苦工作后瘫倒在一堆树叶中吧。她觉得自己仿佛是在给杰拉尔德展示她亲手做的东西，就像过去常常给他看新设计案时那样，扭扭捏捏，又很期待得到他的认可。她为维基的勤劳和成就感到自豪。她能想象到，为新生命的到来而准备需要很强的体力。

珍从来没想过要孩子，杰拉尔德也没有。考虑到这么年轻就患上癌症，她确信这病影响了他们的决定，但两人并没有讨论太多。也许太冒险了。想想吧，要是再次生病，孩子们就会失去母亲，就像珍十一岁时经历的那样。在青少年时期，一个没有妈的女孩太难了，生活如此空虚，充满困惑。她不太了解母亲的癌症，也不知道为什么她在短短几周内就撒手人寰。此外，她和杰拉尔德都喜欢没有孩子的二人世界。他们视彼此为灵魂伴侣。

第一次出现五天后，维基在巢里停留的时间越来越久。它缩在这个编织成的小杯子里，看上去有点好笑：翅膀上的羽毛乱糟糟的，伸出杯沿；身后立着长长的尾羽，看上去很有趣。维基的眼睛不停地眨着，从一边看向另一边，好像在侦察附近有没有危险，偶尔它会闭一会儿眼睛。

从那以后，珍每天上午都醒得比平时早。她期待在楼下的大扶手椅上度过一整天，几乎注意不到自己的疲惫，还有一直隐隐持续的头痛。第七天早上，珍发现维基出门了，于是她小心地把脚凳拿到玻璃门前，踩着它，低头查看这个小巢。两个弹珠子大小的白色鸟蛋并排躺在那里。看到生命诞生的奇迹，想到那些迷你心脏已经在里面怦怦跳动，一股爱潮从她心里涌出，涌到门外的小巢里。

珍和维基近在咫尺，日复一日，在等待中彼此相伴。珍很少想到自己的病了。对另一个生灵的关心占据了她全部心神，让她不再执着于自己的难题。对生命的赞叹已经成为治疗绝望的灵药。

维基每小时都会离巢十分钟左右，这样珍就有机会看看里面，拍几张照片。她用电子邮件把这些照片发给家人朋友，主题就叫"维基新动态"。反响很热烈，她感到自己又开始与外部世界产生联系了。每天晚上杰拉尔德回家后，两人就在楼下的工作室里一起品餐前酒，听珍讲述维基的一天。她不再那么生杰拉尔德的气了，因为自己也有了晚餐新谈资。过去的几个月里，除了抱怨自己的症状、讲述对未来的担忧外，她没有给爱人和朋友带来过任何新东西。

如果晚上起了风，珍会担心小巢来回摇摆的幅度太大，维基在里面就像坐小过山车那样。她必须让自己信任维基。既然选择把孩子们的家建在竹茎上，那维基一定知道自己在做什么。

建巢开始的第二十天，珍注意到维基正站在鸟巢边缘往里面看。为了找食物，现在她一次只离开鸟巢几分钟。一次，珍站在脚凳上往鸟巢里一瞅，两个还没有长毛的棕色小东西在蠕动，嘴巴张得大大的——这些蛋已经孵化了。在它们强壮到可以学习飞翔之前的三个星期里，维基找来花粉和小昆虫，嚼碎了喂进雏鸟的嘴巴。大约一个星期后，珍注意到小鸟们长出了第一批羽毛；又过了一个星期，小鸟们的身体快把小巢撑爆了。第四十天，小蜂鸟在珍的关注下进行了第一次飞行。在接下来的两天里，维基和它的两只小蜂鸟每次都飞得越来越远。第四十三天，也就是从建巢开始第六周零一天，小蜂鸟们不见了。

　　接下来的几个星期里，珍偶尔会在喂食器上看到一只雏鸟停留，她的心因此高兴得怦怦直跳。珍在为期六周的休养期间如此专注于新生命的成长，几乎没有注意到自己的体力正在慢慢恢复，光秃秃的头皮上也重新长出了头发。

凯特：翩翩起舞

我从没见过一个病入膏肓的女人起舞。鼓鼓的肚子里装满了癌细胞，呼吸也相当吃力，但这似乎没有妨碍她随着古巴音乐的节奏轻松而优雅地摇摆。我想她在化疗前的头发应该是这样的：乌黑浓密，闪着光泽。踩着康茄鼓鼓点扬头起舞时，秀发一定也会随之飒爽摆动。但现在，凯特的头发只有大约一英寸长。叛逆的黑色短发支棱出来，好像在说：我不会屈服太久。在我看来，凯特仿佛就是为了这一刻才来到人间的：为了我们，为了自己，也为了她的生命，此时此刻，翩翩起舞。直到在静修的最后一天走进舞池，我们才知道凯特是一位专业的萨尔萨舞舞者。

第一次见凯特是在我的咨询室里。那是几个月前，她的世界崩塌了。她知道，患上胰腺癌通常等于被宣判死刑。

"她不会记得我了，对不对？"凯特低声说，指的是她年仅三岁的女儿波莉。

深棕色的眼睛里流露出渴望和恐惧，我知道她希望得到什么答案。但还没来得及张口，凯特抢先问了我更多问题。"你认识其他失去母亲的小女孩吗？"她问，"没有妈咪，她们过得怎么样？"

于是，我给她讲了娜塔莎的故事。

我的客户彼得第一次来咨询时，带来了他九岁的女儿娜塔莎。他的妻子伊莱恩之前见过我，那时她已经到了癌症最后的阶段。她曾让彼得答应自己，未来要带娜塔莎来我这里做心理咨询，以抚慰丧亲之痛。可六年过去了，彼得一直没有来。他觉得娜塔莎就算没有妈妈也撑下来了。可有一天，他们家的宠物狗死了，娜塔莎哭得伤心欲绝。彼得终于决定来见我。

对于一个九岁的孩子来说，娜塔莎生得又高又瘦。她一头齐肩金色鬈发随意披散着，散发出自信的气质。在门口，我们的目光相遇了，她以一种奇怪的方式打了声招呼。

"你愿意单独跟我聊天吗？还是想叫爸爸一起？"我问。

"我自己就好。"她望向父亲寻求赞同，彼得点了点头。

我带娜塔莎在卡兰尼什中心散步，向她介绍了功能各异的治疗室。首先是艺术工作室，里面有颜料、画纸、拼贴画、黏土和织物。看着这一切，我注意到她的面孔亮了起来。

"我喜欢这个房间。"她说。

"我见过你，在你两岁的时候。你妈妈第一次得病时，她带你来过几次。那时你就很喜欢这个房间，尤其钟爱做人体彩绘，把房间弄得一团糟。今天妈妈不能和你在一起，我很难过。她的离世让我非常、非常难过。"

我想让她理解：我知道她母亲去世的事实，而且在她愿意的前提下，我们完全可以聊这件事。

"是的，我也很难过。"娜塔莎说着，改变了话题，"用这些颜料时要加水吗？我家里那些就不用。"

"这里的也不用。"我说。

参观继续，我带娜塔莎去了沙盘房。这里有几个高高的架子，一直顶到天花板，上面摆满了小物件：有各式各样的人偶、动物、羽毛、石头、贝壳、玩具、微型房屋、微型家具、仙女和巫师、宗教和俗世用的符号，还有注射器和药瓶等医疗用品。沙盘室可以帮助儿童和成人一起讨论难以启齿的话题。用沙盘里的小物件讲讲故事，有些心里话就更容易说出口了。

"我能在沙子上摆一个场景吗？"娜塔莎问。

"当然可以。"我说着递给她一个小篮子，建议她挑一些小雕像，代表她喜欢和讨厌的东西，想要多少就拿多少。有时候，人们的潜意识会与这些小物件相连，它们大多会带来积极或消极的联想，唤起对困境的有益洞见。我指了指梯子，它能让娜塔莎够到架子的最高层。她仔细看了每一个架子，挑选了大约三十件东西。她还爬上了那些高高的架子，把所有东西都检视一番，确定没有遗漏，最后才把战利品放进篮子。

等她挑完了，我指了指那个盛满金沙的大木沙盘："你可以把这些小玩意儿放进去，想怎么摆就怎么摆。顺心去摆，你会知道自己的想法，慢慢来。"

娜塔莎的动作很安静，她小心地用几个小雕像摆成了我看不懂的造型，但这显然是深思熟虑的结果。

"你能给我讲讲这个故事吗？"摆完后我问她。

娜塔莎讲了她的家庭。她为家人和朋友选了人物雕像：她的父亲，三个兄弟，爷爷奶奶，姥姥姥爷，她的表亲，阿姨和叔叔，还有她在学校三个最好的朋友。舞蹈老师和挚友的妈妈也有自己的人物雕像。她指着托盘里的小雕像，依次告诉我它们的名字、年龄，每个人还有一个故事。她为妈妈选了一只老鹰的雕像，小心放在木沙盘一英寸宽的边缘上。她还加了几栋房子，几棵树，一堆微型篝火，一把吉他，几个贝壳，还有一面代表水的镜子。

"和家人一起去盐泉岛举办家庭聚会是我最喜欢的活动。我们住在六间不同的小屋里，每天晚上在海滩点起篝火，还会唱歌。"陷入回忆时，她的面孔亮了起来。

"你妈妈以前一定也很喜欢参加这个活动，是不是？"我说。

"她可喜欢了。爸爸告诉我她喜欢唱歌。她甚至加入了唱诗班，还制作过一张CD，我们经常在家里播放。"娜塔莎兴致勃勃地给我讲她家里的事，"我选了一只老鹰代表妈妈，因为她喜欢老鹰。她正在天上俯视着每个人，为我们拥有快乐时光而高兴。"

"没有妈妈是什么感觉？"我问娜塔莎。

"我几乎已经习惯了。对我来说，最糟糕的时刻莫过于同学们在学校谈论母亲节给妈妈做礼物。我感到很难受。"她说。

"那一定很不好过。那你有做什么吗？"我问。

"我给姥姥做了一张贺卡，"娜塔莎说，"她是我妈妈的妈妈。姥姥给我讲了很多关于妈妈的故事，让我对她的了解多了一点。每个人都说我跟她可像了。"她笑了。

　　"那你的狗狗呢？"我问，"你想让它也加入沙盘故事吗？"

　　一颗大大的泪珠从娜塔莎的面颊上滚落下来，滴在沙子上。

　　"它死了。"她说。

　　"你爸爸对我说过，我很遗憾。"我说，"你一定很想它。"

　　娜塔莎大声地抽泣："我特别特别想它。我生下来就和它在一起，它总和我一起在床上睡觉。"

　　我问她是否想选一个小雕像来代表她的狗，这样它就还是这个家庭的一分子。她仔细地考虑，把每个狗雕都拿起来看看，在手里翻来覆去，最后才选定："鲁帕特和这只狗不完全一样，但它们有点像。"

　　她走过来，把狗狗放在沙盘边缘上立好，就在鹰的旁边。她静静地坐着，对着两件东西看了很久。

　　"我好希望他们能在这里，"她说，"但至少他们在一起了，而且他们可以看到我们，知道我们过得很开心。"

　　在我讲故事的过程中，凯特不断地点头，好像是承认了事情的真相，知道波莉很快就会像娜塔莎一样，要想办法接受母亲亡故的事实。

"等波莉长大后，你愿意帮她吗？"她问。

"我当然愿意。"

那次咨询结束几个月后，凯特参加了为期一周的卡兰尼什静修。她想学习如何接受自己的死亡，也希望可以帮助女儿走出失去亲人的痛苦。

一天下午，在小组讨论时，凯特开始坦诚地表达对女儿的担忧。"我不在身边，丢下波莉一个人生活，想想都受不了。"她说，双手微微颤抖。

房间里一时安静了下来，凯特突然发出一阵哭喊。来自其母性灵魂深处的痛苦，是如此深切地刺破了她的幻想——你永远无法保证生活的公平与安逸。她痛苦地哭泣，悲伤和绝望一波又一波涌来。我搬着凳子坐到她身边。在我们等待的时候，时间似乎停止了。一切淹没在一种痛苦之中。所有被迫与孩子过早分离的母亲都会经历这种切肤之痛。我们相信凯特可以熬过痛苦，信任将是她的良药。

好像过了很久，哭声停止了。房间里弥漫着一种深沉的宁静。大家分担了凯特的痛苦，这里每个人都能承受这种撕心裂肺的哭喊，因为他们也生活在相似的痛苦之中。

最后，凯特看了看在场的每一个人，感谢这场深痛之旅中大家的陪伴。她向脆弱屈服，现在到达了新的境界。

两天后，在这次静修最后一个小组聚会上，凯特说：

"我想通过这支舞感谢你们所有人，感谢你们给予我力量，倾听我的诉说，关心我的痛苦。"

大家把椅子推到墙边，在房间中央腾出一块地方来跳舞。

古巴音乐奏响了，凯特撑着椅子扶手站了起来。她慢慢走到房间中央，停了下来。凯特一抬眼，似乎在寻找某种熟悉的东西，也许是与一种萨尔萨舞舞者的联系——他们明白，舞蹈可以振奋人的精神，使人摆脱日常生活的束缚。在吉他和鼓的伴奏下，凯特迈着缓慢的小步起舞。她的双臂举过头顶，在挺直的脊背和脖子周围有节奏地摆动。随着音乐节奏加快，凯特似乎被一种能量所吸引，身体的动作也越来越快。她随着节拍不停地转啊、舞啊。大约十分钟后，音乐停止了，只听她急促而刺耳的呼吸声划破了寂静。凯特闭上眼睛，等了好一会儿，仿佛在品味她虚弱身体里流动着的生命力。当她终于睁开双眼环顾四周，看到了一张张看得入迷的面孔，她的眼里闪着光。

那天凯特走上舞池时，似乎沉浸在了自己鲜活的生命里，而非行将就木的那一面。我感觉之所以能够找到这个地方，是因为她屈服于即将失去亲人的痛苦之中，这让她与自己的痛苦深深相连。凯特在房间中起舞时，没有注意到周围人全神贯注的表情。她可能被音乐带到了一个乐园，那里没有癌症，没有死亡，肚子不会被撑大，她也不会经常喘不过气来。在那里，她的灵魂可以得到自由。

那次静修之后的八个星期，凯特基本都用来为自己的女儿创造遗产了。她让丈夫对自己进行了一系列视频采访。她讲述了波莉出生的故事，描述自己第一次怀抱波莉的感受。她讲自己学习如何成为一个女孩的母亲，说不敢相信她会如此地深爱这个女孩。她在录音里读波莉最喜欢的故事，唱她最爱的童谣。她向波莉保证，不管生活中发生了什么，她都会以某种方式和她在一起。她想让波莉知道，她一直是多么爱她。

在静修的那几天，凯特努力直面自己即将死去的事实，并正视自己的痛苦，我相信这帮助她创造了留给女儿的遗产。如果没有这些准备，没有小组成员的支持，凯特很可能没有足够的精力来做这些事——对于大部分即将离世的人来说，这几乎是不可能完成的任务。

几个月后，凯特住进了临终关怀中心。波莉有时会跟爸爸一起去看她。和娜塔莎一样，波莉也有幸拥有一个大家庭，那些家人可以给她讲很多关于母亲的故事。我仍不时与两个女孩见面，为她们做心理辅导。尽管十五年过去了，她们偶尔还会因为失去亲人而难受，但两个人都过着富有意义、多姿多彩的生活。现在，娜塔莎成为了两个漂亮小女孩的母亲。

莉兹：磨人的美丽

道格走过来，向我递来一个黑色的塑料盒，里面装着他妻子的骨灰。"愿意就抓一把吧。"他说，扬起眉毛，希望我可以这么做。我觉得自己没法对爱人的骨灰如此慷慨。我想我会把他们全都留给自己，不想分享，不想放手，不想这么大方。

一想到要亲手触摸好友莉兹的骨灰，我的呼吸就加快了。不知道为什么，它给人一种十分亲密的感觉。不管怎样，我还是把手伸进了黑暗的盒子里，让自己去感受莉兹曾经充满活力的身体，让手指埋在冰冷、浓密的灰烬里，还摸到了成块的骨头。我停了一下，握住她某个部位，从箱子里拿了出来。我不想这么快结束这个过程，我想近距离看看这盆骨灰，闻闻它们的味道，让它们从指间滑落，就像小时候在绍森德沙滩上玩沙子一样。那时我一玩就是好几个小时，还会思考大自然要花多久才能把石头变成深深的黄沙。我想研究火是如何改变身体的。我想了解这种形态的莉兹。我想知道，有一天我的身体是不是也会变成这样。但我感到了时间的紧迫，几乎没再看一眼那灰色的骨灰。捧起骨灰，左手盖在上面，中间形成了一个温暖的黑色空间。我保护着它的安全，也保护着她的安全。

一周前设计仪式时，道格就想把莉兹的一些骨灰撒在大家一起建成的曼陀罗花坛上。一年前，我花了好几个小时在人类学博物馆观看藏族僧人在巨大的海达图腾柱之间创作曼陀罗沙坛。僧人们安静地创造着自己意识的象征，图案复杂精美，我被深深地吸引了。五天后，僧人们在一场仪式上把自己的作品扫成一个多彩的小沙堆，几人一起带它来到海边。在那里，他们祈祷吟唱，最后才将沙子放进水里。世上没有永恒，一切转瞬即逝。一想到爱人也会这样消失，我就强烈地抗拒这种想法。

爱莉兹的人们找来玫瑰、百合和鼠尾草，在地板上铺了一块白色帆布，然后把红色、橙色、黄色和白色的花瓣撒在上面。仪式开始时，道格突然有了新的想法，他想邀请别人和他一起把莉兹的骨灰撒在上面。

一双儿女离家上大学后的三年里，莉兹潜心钻研起自己的创意生活。她学习制作布拉塔饼和巧克力，写诗，用明亮的丙烯颜料画抽象画，为道格给家里客厅做的工艺品家具缝制靠垫。对于她自己，也对于过去十年里我们一起照顾的所有癌症患者来说，美丽在治愈的过程中扮演重要的角色，莉兹对此有深刻的理解。那天，我们为莉兹创作的曼陀罗花坛似乎是一个非常合适的祭品。

曼陀罗上所有的花瓣都是五十个亲人朋友小心翼翼从自家花园或是静修中心采来的。花坛布置好后，道格先把骨灰盒递给了儿子威尔，然后是女儿杰奎琳。我感到自己的心脏想要跳出胸腔去安慰他们，缓解他们的痛苦。但奇怪的是，他们自然的动作和神情让我确信，他们有能力接触变成这样的母亲。尽管她存在的方式已经被彻底地改变，但终究是他们的母亲。他们有能力去触摸母亲化成灰的身体，让她依然优雅美丽，把她撒在我们脚下漂亮的花坛上。大家彼此鼓励、共同前行，我感到了身边人对他们的爱与支持。

一瞬间，我仿佛回到了父亲的火化现场，正好是二十年前。我跟二十几个家人一起坐在格拉斯哥火葬场，一个寒冷且毫无生气的灰色房间。我们都穿着黑色的衣服，看着父亲的棺材从面前几英尺的平台上被机械地传送过来，穿过几条灰色反光的丙烯酸窗帘，就是你在廉价汽车旅馆能看见的那种，只不过这里有看不见的操作员在控制开合。没有人致辞，没有人演奏音乐，没有色彩也没有美感。我们只是被动地看着父亲的遗体化作灰烬。整个过程十分神秘，没有人情味。

我跪在曼陀罗花坛旁，亲吻护在手心里的骨灰，传递我对她的感激之情——这份感谢涌动在我鲜活的皮肤、骨头和血液之中。我把骨灰撒在橙色和红色的玫瑰花上，还有白色的百合花上。看着鲜艳的色彩渐渐被灰色覆盖，祈祷着她能重归美丽。我能感觉到朋友们也跪在花坛周围，尽可能地靠近我们深爱的莉兹，尽管她已远在天国。

莉兹是我工作上的得力助手，她让我的生活轻松愉快了不少，因为她在组织流程跟设计体系方面是一把好手。她自己带癌生活了三十三年，因此深刻地理解患癌给人们带来的悲伤和恐惧会彻底地破坏生活。但她也知道这里有希望，也有治愈的可能性。她在第三次被诊断出患有癌症后突然离开了工作岗位，那时我才意识到自己对她如此依赖。

我和莉兹第一次见面是在她第二次被诊断出乳腺癌后。她二十九岁时第一次被诊断出乳腺癌，十八年后疾病卷土重来。她到我们这里参加为期一周的静修。她来这里的主要原因是哀悼她的母亲。莉兹十八岁时她的母亲就去世了，享年四十九岁。莉兹是三个兄弟姐妹中最大的一个，她不得不放下伤痛，承担起帮助父亲料理家务的责任。除此之外，她不知道自己还能做什么。第二次被诊断出乳腺癌时，她已经年近五十，与母亲去世时的年龄相仿。当年失去母亲的痛苦阵阵袭来，她需要一个安全的地方来抚慰伤痛。

在静修的那个星期里，她哭得比说得还多。她告诉我，自己终于打开了心扉，去感受压抑了十八年的痛苦。这是一种多么美好的感觉。在接下来的五年里，莉兹一直和卡兰尼什保持着联系。她一边打理家族生意，一边照顾两个十几岁的孩子，得空的时候她来参加静修往届生每月一次的互助小组会，还去办公室做志愿者。后来卡兰尼什想招一个业务经理，很显然她是最佳人选。

我是在每天一起工作的办公室里第一次听到莉兹的轻咳声

的。作为一名肿瘤科护士，我对咳嗽非常敏感，可以做出快速的评估：是不是干咳？有没有排痰？咳得是深是浅？持续的时间长不长？有没有气喘？是不是猛烈地咳嗽？需不需要担心？她咳了好几个星期，我问她有没有去做检查。她告诉我说已经看过家庭医生了，正在服用抗生素，所以我只是稍稍放心了一些。与此同时，我们每天都在努力工作，迎接癌症患者来我们中心寻求支持。

大约一个月后，莉兹在开车上班的路上突然感到一阵麻木从右臂贯穿胸口。她直接开车去了急诊室。CT扫描显示她右肺上叶有一个肿块，医生告诉她很可能是癌症。她需要进行活体组织检查，才能得到确切的诊断。

莉兹今年六十一岁了，看起来这是她第三次被诊断出癌症。一开始我以为那是转移性的，癌细胞从原来的乳腺转移到了她的肺。我知道很多患有转移性乳腺癌的女性，她们都活得很好。试图应对莉兹的坏消息时，我从她们的故事里汲取希望。

莉兹看过急诊科医生一周后，我们出门举办春季静修。莉兹在那一周做了很多检查，包括肝组织活检。但麻木的感觉已经消失了，她觉得自己可以去静修会做厨师，就像过去十年中每一季那样。等待结果令人煎熬，专注于工作可以有效分散注意力。

那次静修的最后一天，我接到了道格打来的电话。莉兹之前跟我打过招呼，她说不想在静修这几天接到任何来自医生的电话，所以如果有紧急情况就让道格来替她接电话。

"简妮，情况不太好。"他说。

一阵寒意袭到我的脊背。我记得小时候妈妈告诉过我，脊背发凉意味着有人从我未来的坟墓上走过。坏消息总是先打击我的身体，然后才是思想和感情。就像我突然接到母亲那通电话，说我父亲得了脑瘤，不是那种能治好的，而是胶质母细胞瘤——肿瘤医生把它称作"夺命杀手"。那天通话结束后，我的身体颤抖了好久。

　　"道格，告诉我之前你得先告诉莉兹。"我打断了他的话。想到要知道得比她还早，我就受不了，我也不想成为那个把坏消息告诉她的人。我的脑海里浮现出我认识的每一位肿瘤学家，他们肩负着一项痛苦的任务：告诉人们那个会让生活天翻地覆的检测结果。我第一次深切地体会到这项任务的艰巨。

　　"你能让她五分钟后接一下我的电话吗？还有，到时候你能陪在她身边吗？"道格又说了一句。

　　"我很难过，道格，我真的很难过。"

　　莉兹的情况比转移性乳腺癌更糟糕。与复发性乳腺癌相比，治疗扩散到肝脏的四期肺癌没有多少选择和方法。莉兹的情况不适合手术，她会立即开始接受实验性化疗。她不想听医生的预后，但根据我的经验，就算幸运的话，她最多也只能再活一年。

　　不同的是，我的父亲倒很想知道他的预后。他用他那种实事求是的态度问肿瘤科医生："我还能活多久？"

　　"三四个月吧。"肿瘤科医生说。

　　听到这个噩耗，我看见爸爸手中还没拿稳的希望就这样掉在了地上。他相信科学家，不会浪费时间期待奇迹，或是寻找代替疗法。他想喝香槟，想看几集他最喜欢的老节目《爸爸的军队》，想和结婚三十八年的妻子还有四个偶尔回家探望的孩子一起度过好时光。但他的孩子们——包括我和我的三个兄弟姐妹——与莉兹的孩子不同，我们已经离家自立，建立了属于自己的生活事业，有自己的配偶和孩子。他觉得生活已经圆满，就算放手也没有遗憾——尽管会经历一段悲伤。

相比起来，莉兹成年后一直与癌症相伴，并且痊愈了两次。第三次确诊后，她一直怀有希望，也许因为自己的亲身经历。她相信化疗一定可以治愈疾病，即使四期肺癌如此凶险，即使存活率如此地低。她的身体两次死里逃生，这让她一直怀抱希望。如果莉兹选择不与医生和朋友谈论预后、谈论不可避免的死亡，并以此控制自己的思想和随之而来的情绪，那么无论她能活多久，生活总是充满希望。

莉兹怀着希望和决心度过了确诊后的头十个月。

"为什么不呢，简妮？只有1%的四期癌症患者活过了五年，但有些人就是打了统计数字的脸。我们知道有人活过了九年，不是吗？"莉兹说。她看着我，催促我同意她的观点。

我确实知道一个人——黛安娜——也得了同样的疾病，而且她确实也是那1%。我当然愿意莉兹的生活常伴希望，但不祥的预感一直在压迫着我的内脏。我试图让自己的大脑忽略这种感觉，毕竟我在静修患者露易丝身上就错过一回。她曾指责我放弃了希望。她因为身体好转而取消了姑息治疗计划，然后又比肿瘤科医生预测的多活了五年，那时我不得不重新审视自己对预后的误判。我曾放弃了对露易丝的希望，所以知道自己对生死的预测并非万全。

最初的几个月里，我努力无视这种不祥的预感，和莉兹一起祈祷，愿她能成为一个活过四期肺癌的幸运儿。后来化疗让她不再一直咳嗽，也不再呼吸困难，放疗减轻了她的骨痛——这样怀抱希望就容易多了。莉兹甚至在办公室工作了几个小时，我也可以暂时忘记癌症，相信我们会并肩战斗，直到一个人最终决定退休。

几个月过去了，我的希望越来越渺茫，但莉兹没有。我想是因为自己作为护士的一面看到了变化的迹象——减轻的体重，肿胀的脚踝，下降的体力，偶尔错乱的精神，还有变黄的眼白。我不想看到这些东西，但我确实看到了。

我甚至担心自己的绝望会在某种程度上影响莉兹的生活。在父亲去世前的几个夜晚，我总怀疑正是因为自己平静地接受了他即将死去的事实，才让他没能创造奇迹。我希望自己能像社会心理学课上学过的旁观者那样，当身边有人深陷危机时，可以屈从于旁观者的冷漠，并相信一切都没有错。但我知道，我深深爱着父亲和莉兹，不想让他们死去，并因此悲痛欲绝。认为自己能以某种方式阻止情绪发生或加快死亡进程的想法不切实际，只是因为我不能接受自己无力控制正在发生的事情罢了。

一旦接受了自己的无助，我就会向现实投降，在悲伤中找到平静。父亲在确诊的瞬间就向死亡屈服了，而莉兹则紧紧地抓住自己的生命，直到有一天不得不放手。这些选择并无对错。

"就算等到肿瘤科医生告诉我一切都结束了，什么治疗方法都没用了，我依然会怀抱希望。"莉兹说，"我要你跟我一起拥有希望。"

我们之间的气氛明显紧张了。我的心怦怦直跳，感觉被要求去做什么不可能的事。

"我会尽力的，莉兹，我的朋友。"我说着拉起了她的手，"你知道我最大的愿望就是希望你能活下来。"她发现我怀疑她不能创造奇迹，眼睛里闪烁着失望的神情。

我意识到自己有很多事要做，包括与她聊聊生命最后几周对她来说可能很重要的事。毕竟在过去的十年里，我和莉兹，以及我们的团队，已经帮助过成百上千个癌症患者，在他们接受治疗或走向死亡的路上提供支持。我知道这样的谈话能化解紧张，拉近我们的距离，但这不是为了我。

莉兹离世前的倒数第二个月里，我们每天来来回回发短信，里面充满了爱与支持，还有表情符号，但我们之间从来没有说过或写过"死亡"这个词。莉兹仍然相信她会神奇地痊愈，而我则压抑自己的情感，让她在离开这个世界之前有选择自己生活方式的尊严。

住进医院前一天，我最后一次去家里看她，莉兹喘着气低声说她永远不会放弃希望。我流着泪点点头，知道自己想象中的那场关于死亡的对话永远都不会发生了。但令我惊讶的是，这一年来头一次，我的身体突然放松了。想跟她谈论死亡是我自己的愿望，而不是她的。最后，我不得不放弃。

那次拜访后的第二天，离莉兹去世前不到两周，她的肿瘤科医生说她必须停止口服化疗，因为癌症正在迅速恶化。她没法再给莉兹做什么治疗了。第二天，莉兹告诉道格，她必须要去医院，因为她觉得在家里应付不了。一个星期后，她被转移到临终关怀中心，在那里住了五个晚上，然后与世长辞。

我到临终关怀中心时，那个房间里挤满了客人。我走到床边，莉兹睁开了眼睛。

"啊，你来啦。"她就像在欢迎我来到一个温馨的同学会，"你最近怎么样？"

"看到你这么舒服、这么平静，我真的很高兴。"我回答说。

"嗯。我不是这个世界上最幸运的女人吗？"

"这是什么意思呀？"我问。

"看看你身边吧，这个房间里充满了爱，我是多么幸运啊。"莉兹试着在插入鼻孔的氧气管下露出微笑。

我看了看围在床边的一大群人。我看见道格坐在扶手椅里，紧挨着莉兹的姐夫杰拉尔德。旁边是杰奎琳和她的男朋友。威尔和女友手牵着手。两个来自惠斯勒的老朋友盖着毯子坐在沙发上，我之前只听说过她们，这次因为照片认了出来。两个卡兰尼什的朋友坐在床边的椅子上，其中一个在用吉他弹奏轻柔的乐曲。床底下的一个角落里，他们的西班牙猎犬乔伊正趴在枕头上睡觉。到处都是鲜花和卡片，墙上也挂满了照片。整个房间因为生命而鲜活。

"我明白你的意思了，"我说，"你真的很幸运。"

我最爱最爱的莉兹，我一面想，一面把她的骨灰撒向深红色的玫瑰和白色的大波斯菊。人们三三两两走上前来，将她的骨灰撒向曼陀罗花坛，直到最后一个人也完成工作。最后我们又拿来一大碗一大碗的鲜花花瓣，把它们铺盖在灰烬上，直到曼陀罗上再次恢复明亮的色彩。

意大利作曲家卢多维科·埃诺迪创作的《两个特拉蒙特》——意为"两个落日"——是莉兹最喜欢的钢琴曲之一。我们五十个人坐在一起，脚边是完成的曼陀罗花坛，玛丽莉斯演奏起这首乐曲，音乐在房间里荡起涟漪。

然后道格走上前去，用小草刷一点一点把那圈混着灰烬的花扫到白布中间，动作很慢，就像我在人类学博物馆看到僧侣处理曼陀罗时那样。房间里静悄悄的，只有草刷与画布摩擦的沙沙声。随着我们创造的东西慢慢解体，我意识到时间永远流逝，万物皆是无常。我父亲最喜欢说的一句话就是"一切都会过去"。

然后，道格叫他两个孩子把帆布的四角折在一起，这样他们就可以更容易地把包裹拿到外面的小溪里去。五十个人的队伍跟在家人后面走到桥上，克里族长老和朋友莫琳用鼠尾草的烟熏了熏包裹，并向造物主祈祷，希望她能在自然世界里平安无事——现在这里已经是她的家了。

接着，道格、威尔、杰奎琳和我顺着河岸往下走，直到水漫过几根横跨小溪的大树根。道格脱下鞋袜，涉入树根围成的水潭。我能感觉到我们两边的两棵红雪松的力量和坚守。水潭下是一个小瀑布，水会流进一个更大的水池里。他小心地打开了帆布包裹。

在我们下面几英尺的地方，一群人聚集在小溪岸边，旁边是一潭清澈的池水，来自喀斯喀特山脉。我注意到很多人手牵着手，胳膊挽着胳膊，面孔温柔而美丽。在杰奎琳和威尔的帮助下，道格打开袋子，慢慢地把花瓣和灰烬撒过树根。

一些骨灰落在光滑的圆河石顶上，在夏日午后的阳光下闪闪发光。花瓣被流水从树根上冲了下来，顺着瀑布飘到下面的池塘里，形成了一轮不小的新月，几乎碰到了两边的河岸。那圈色彩鲜艳的花瓣似乎停留了几分钟，然后缓缓的水流把它们重新塑成一条彩带，带着它们顺流而下，绕过一个弯，消失在了视线中。有几片花瓣在岸边的石头缝里流连，它们可能会停留一段时间，最后才屈服于流水——也许是在黑暗的夜晚，那时只有新月的光芒照亮着它们。

回去的路上，我们手挽着手在小路上漫步，丰盛的美食正在家里等待。道格声音坚定地说："当我们用美丽来沐浴悲伤时，一切都感觉轻松了许多。"

葬礼过后的几个月，每每想起莉兹，我就会想那里的她——在她深爱着的美丽小溪里，在无数鲜花的簇拥中。

致　谢

写这本书需要大家的协作，在此感谢过去八年来帮过我的所有人。首先最重要的是，我要感谢这些故事中的人们，尽管身患险疾，他们却选择尽其所能地直面生活。通过他们，我看懂了如何完整地离开这个世界，如何充分地体验人生。这本书是他们的遗产。愿故事中的智慧使人受益。

我要感谢这些承受了悲痛的病人家属，他们勇敢地阅读了这些故事，并支持这些故事走向世界。他们明白死亡并不是一段关系的结束，真爱永存。

刚开始写这本书时，我对写作的技巧知之甚少。许多老师都曾指点过我：贝琪·沃兰、布莱恩·佩顿和西蒙·弗雷泽大学的作家工作室；我的非虚构写作团队，尤其是凯伦·李，她陪我走过了路上的每一步；亨伯作家学院的伊莎贝拉·哈根，她精妙的评论一针见血，让我自惭形秽、不断进步；"作家写作"的帕姆·休斯敦，她帮我看了早期手稿，鼓励我继续写作；布鲁克·沃纳和杰伊·谢弗，他们娴熟的编辑技巧让我的手稿更上一层楼；托比·赛明顿和劳埃德·赛明顿基金会，感谢他们为我提供资金支持这本书的写作；最后，也同样重要的是，有十二年历史的卡兰尼什写作会，会员们以如此坦率的方式书写了他们被癌症影响的一生。

衷心感谢詹姆斯·斯帕克曼，我每次遇到文学相关的问题都会向他请教，他把我介绍给了我后来的经纪人——伦敦BKS公司的杰森·巴塞洛缪，他机智聪颖，很有见地。非常感谢你，杰森。感谢我优秀的编辑汉娜·诺尔斯，她把我的书介绍给了坎农盖特团队——谢谢你，汉娜，感谢你在每一个环节的亲切鼓励。感谢坎农盖特的整个团队，特别是杰米·拜恩，感谢他为一位不知名的作者冒险。感谢那些做幕后工作的人，他们一路护我前行，为我的书找到了最好的家。

在过去的八年中，我得到了家人的大力支持，尤其是我的母亲南希，她一直是这本书最坚定的支持者，我答应给她第一本样书！拥有一个亲密的大家庭，我很幸运：我的兄弟姐妹凯特、罗伯特和萨拉以及他们的家人，还有我的亲家们，他们都在身边庆祝了我的成功。

在书的每一页都能看到我在卡兰尼什的朋友们：艾莉森·普林斯，艾米·泰勒，卡罗尔·萨特克里夫，克莱尔·塔尔博特，丹尼尔·施罗德，伊娃·松崎，格雷琴·拉德，乔安妮·赖默，朱迪·罗素，贾斯汀·格林，凯瑟琳·霍尔泽梅尔，林恩·布勒，玛格丽特·培根，尼古拉·莫利，苏西·默茨，斯蒂芬妮·索夫，特莎·切尔尼古拉夫斯基和托丽·库克。能和这些富有同情心的人一起工作，我感到很自豪。他们每天都在向我展示，世界上最强大的力量来自于心灵。特别感谢我的卡兰尼什联合创始人达芙妮·洛布和玛丽莉斯·史密斯，她们和我一起主持了近百次住宅静修，从未错过一次。我们一起在工作中成长，我非常珍惜共同度过的每一刻时光。

如果没有巴克莱·伊舍伍德以及他在酿酒溪中心的杰出团队的支持和合作，卡兰尼什的疗愈之旅不可能达到今天的深度。在过去的十八年里，我们找不到比这更好的地方办静修会了。

每隔几个月，我就会躲在树林里的小木屋写作，我最好的作品都是在那个时候写就的。所以，非常感谢你们的慷慨：蒂娜·乔奇诺夫和埃里克·波森（科尔特斯岛），林恩·布勒和詹姆斯·科弗代尔（鲍威尔河）和贾斯汀·格林（彭德岛）。

我的精神导师们一直在支持我这段狂野的人生之旅：迈克尔·勒纳，蕾切尔·莱梅，德洛丽丝·克里格，杰克·科恩菲尔德和莫琳·肯尼迪。

致我的anam cara①，那些已经离开了这个世界的灵魂伴侣：卡伦·巴格，凯西·费尔，利斯·史密斯，莉兹·埃文斯，桑德拉·奥列尔和丹尼斯·勒赫。当我的生命走到尽头，他们在垂死之际的优雅将会帮助我。还有我敬爱的父亲，他让我明白死亡并不可怕。

最后，我要感谢达芙妮，二十五年来她一直深爱着我，不知疲倦地和我一起在卡兰尼什工作。她总是让我笑个不停，甚至连她自己的癌症诊断也让我们笑得前仰后合。没有她的精心编辑，

———————————
① 指灵魂伴侣。

没有她的安慰与鼓励，没有她多年来在姑息治疗工作中培养的深切同情心，我不可能写出这本书。我是如此幸运。

图书在版编目（CIP）数据

终须一别：与死亡的 20 次照面 / (英) 简妮·布朗
著；昼温译. — 成都：四川文艺出版社, 2021.9
ISBN 978-7-5411-6065-3

Ⅰ.①终… Ⅱ.①简… ②昼… Ⅲ.①癌—病人—心
理咨询 Ⅳ.① R395.6

中国版本图书馆 CIP 数据核字（2021）第 127928 号

著作权合同登记号 图进字 21-2019-554

RADICAL ACTS OF LOVE © Janie Brown, 2020
Copyright licensed by Canongate Books Ltd.
arranged with Andrew Nurnberg Associates International Limited

ZHONGXUYIBIE : YU SIWANG DE 20 CI ZHAOMIAN

终须一别：与死亡的 20 次照面

[英] 简妮·布朗 著

昼 温 译

出 品 人　张庆宁
责任编辑　邓艾黎　周　轶
版权编辑　李　博
封面设计　叶　茂
封面绘图　文琴Art
内文设计　史小燕
责任校对　段　敏
责任印制　喻　辉

出版发行　四川文艺出版社（成都市槐树街 2 号）
网　　址　www.scwys.com
电　　话　028-86259287（发行部）　028-86259303（编辑部）
传　　真　028-86259306

邮购地址　成都市槐树街 2 号四川文艺出版社邮购部　610031
排　　版　四川最近文化传播有限公司
印　　刷　成都蜀通印务有限责任公司
成品尺寸　145mm×210mm　　开　本　32 开
印　　张　7.5　　　　　　　字　数　160 千字
版　　次　2021 年 9 月第一版　印　次　2021 年 9 月第一次印刷
书　　号　ISBN 978-7-5411-6065-3
定　　价　56.00 元

版权所有·侵权必究。如有质量问题，请与出版社联系更换。028-86259301